KB170567

안티에이징 시크릿

안티에이징 시크릿

1판 1쇄 발행 2022. 8. 17

지은이 정이안
발행인 박상진
편 집 김제형, 김민준
디자인 정지현
발행처 진성북스
등 록 2011년 9월 23일
주 소 서울특별시 강남구 영동대로 85길 38, 10층
전 화 02)3452-7762 팩스 02)3452-7751

ISBN 978-89-97743-56-8   03510

홈페이지 www.jinsungbooks.com
이메일 jinsungbooks@naver.com

값은 뒤표지에 있습니다.
진성북스는 여러분들의 원고 투고를 환영합니다.
간단한 개요와 취지 등을 이메일로 보내주세요.
당사의 출판 컨셉에 적합한 원고는 적극적으로 책으로 만들어 드리겠습니다.

젊음을 오래 유지하는 자율신경건강법

안티에이징 시크릿

정이안 지음

진성북스

프롤로그

'어떻게 해야 빨리 늙지 않을까?'

이 질문의 답은 '말초신경 구석구석까지 기혈 순환이 잘되게 하는 것'이다.

'그렇다면 말초신경 구석까지 순환이 잘되게 하려면 어떻게 해야 될까?'

바로 '자율신경을 잘 관리하는 것'이다.

자율신경의 균형을 잘 관리하면, 흔히 이야기하는 '속 건강'이 좋아진다. 세포 하나하나마다 윤기가 흐르고, 심신은 안정되며, 스트레스 관리도 쉬워지니 천천히 늙어갈 수 있는 것이다.

우리는 자율신경에 대해 제대로 알아야 하며, 잘 관리해야 할 필요가 있다. 자율신경은 뇌 기능은 물론이고, 오장육부와 말초 부위까지의 모든 기능을 좌우하는 컨트롤 센터다. 살아있다고 다 사는 것이 아니다. 자율신경의 균형이 잘 맞아야 진정 제대로 된 삶을 살 수 있다.

부모가 화만 내면 가정이 화목하지 못한 것처럼, 우리 건강 역시 긴장되고 불안한 상황이 계속되어 이완시키지 못하면 교감신경은 항진(亢進)되고 부교감신경은 약화되어 질병이 생길 수밖에 없다.

나는 오랫동안 사업가, 사회 각 계층의 오피니언 리더, 연예인 등 다양한 분야의 사람들에게 건강에 대한 조언을 많이 해왔다. 이 중에서 건강하고 나이보다 젊어 보이는 사람은 자율신경의 균형이 좋았다. 특히 심리적으로 안정된 젊고 매력적인 여성들은 자율신경의 균형을 훌륭하게 유지하고 있었다.

표정만 봐도 자율신경에 균형이 잡혀있는지 아닌지 가늠할 수 있다. 예를 들어 미간 주름이 깊고 표정이 사나우면 교감신경이 항진된 사람이다. 반면, 둥글둥글한 눈매에 늘 웃는 얼굴을 하고 표정이 부드러우면 자율신경에 균형이 잘 잡힌 사람이다. 이처럼 몸의 상태는 표정에 다 드러나는 법이다.

자율신경기능에 문제가 있다며 진료실로 찾아오는 환자들을 보면 하나같이 표정이 어둡고 얼굴 근육이 굳어있으며 인상이 좋지 않다. 몸에서 보내는 질병의 신호가 얼굴에 그대로 다 드러나기 때문이다. 자율신경에 균형이 잡힌 사람의 얼굴은 확실히 나이보다 젊고 탄력이 있어 보인다. 결국 자율신경의 건강은 몸과 마음, 얼굴과 오장육부의 건강 상태를 그대로 반영하는 바로미터인 셈이다.

자율신경 건강 유지는 건강한 생명활동을 지키며, 동시에 노화를 늦추는 최선의 방법이다. 그러니 건강한 삶을 위해서는 자율신경을 의식하지 않을 수 없다.

자율신경을 회복하는 일은 지금 당장 시작해도 늦지 않다. 조금만 관심을 기울이면 교감신경과 부교감신경의 환상적인 균형을 얼마든지 이룰 수 있다.

이 책에서 이야기하는 건강법이 당신을 건강미인, 동안미인으로 만들어 줄 것이다.

자율신경 자가진단 체크 포인트

- 이유 없이 심장이 자주 두근거린다
- 이유 없이 머리가 자주 아프다
- 괜스레 불안하다
- 잠을 잘 이루지 못한다
- 귀에서 자주 소리가 난다 (이명)
- 이유 없이 어지럽다
- 손이나 발에 땀이 유독 많이 나서 축축하다
- 손발이 차고 저리다 (수족냉증)
- 얼굴이 빨개지고 화끈거리는 일이 자주 있다 (홍조)
- 이유 없이 극심하게 피곤하다

위 자가진단 중 4가지 이상을 동시에 경험한 적이 있다면, 자율신경기능의 이상을 의심해 보아야 한다.

자율신경기능이상으로 생기는 증상 & 질병

만성두통, 불면증, 어지럼증, 이명, 가슴 답답, 호흡곤란, 과호흡, 목에 이물감, 시린감, 열감, 상열감, 수족냉증, 불안, 긴장, 공포, 원인 모를 통증, 설사, 변비, 신경성방광(과민방광), 만성 소화불량, 신경성위염, 과민성대장증후군, 역류성식도염, 화병, 공황증, 번아웃증후군, 만성피로증후군, 무한증, 다한증, 섬유근통, 전신통증, 발기부전

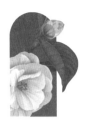

| 차례 |

1장
준비한 만큼 가능한 안티에이징

여성호르몬

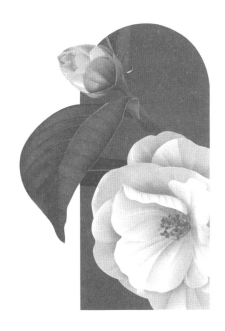

노화가 시작되는
나이 30대

여성의 몸은 30대 중반을 정점으로 가파르게 노화가 진행된다. 난소의 노화가 진행되기 시작하여 여성호르몬의 분비가 감소하는 나이가 바로 30대 중반이다. 여성호르몬은 여성의 신체를 아름답게 가꿔주며 피부를 탄력 있게 만들어주는데, 여성호르몬의 분비가 줄어들기 시작하는 30대 중반부터는 몸매 관리가 어려워지고 피부 노화도 눈에 띄게 진행되며, 골다공증의 위험도 생겨난다.

따라서 갱년기 이후 삶의 질은 노화가 시작되는 30대를 어떻게 보냈느냐에 달렸다. 30대의 건강관리는 노년 건강의 기초가 되는 것이다.

임신과 출산

여성의 건강은 여성호르몬 분비 상태와 직접적인 관련이 있다. 특히 임신과 출산은 여성호르몬의 큰 변화를 직접 겪게 되는 과정으로서, 여성호르몬인 에스트로겐과 프로게스테론의 분비가 분만 직전까지 꾸준히 촉진되고 여러 가지 임신 호르몬이 분비되면서 평소에 없던 심신의 변화가 생긴다.

임신을 하면 뇌의 회백질 크기가 감소해서 건망증이 생기는데, 출산 후 2년까지도 회백질 크기가 계속 감소한다는 연구 결과가 있다. 또한 출산할 때 자궁을 수축시켜 주는 호르몬인 옥시토신은 모유를 수유할 때도 많이 분비되는데, 이 옥시토신이 분비되면 평소보다 쇼핑 욕구가 더 늘어난다.

자궁 내 공간을 부드럽게 해주는 릴렉신 호르몬은 관절을 느슨하게 만들기도 하므로 임신 중에는 쉽게 삐거나 몸이 여기저기 아플 수 있다. 게다가 임신을 지속하도록 돕기 위해 분비되는 HCG 호르몬은 여성의 면역력을 떨어뜨리는 역할도 한다. 때문에 임신 중에는 면역력 보충에 더욱 신경 써야 한다. 한편 출산 후에는 에스트로겐의 분비가 급격하게 줄어들게 되는데, 이로인해 탈모, 피부 트러블 그리고 산후우울증이 생기게 된다.

여성호르몬인 에스트로겐의 분비는 30대 중반부터 줄어들기 시작한다. 그래서 여성호르몬 관리는 30대부터 시작해야 한다는 말이 나온다. 실제로 30대 중반부터는 피부 탄력이 떨어지고 체중 감량이 어려워지며, 금세 피곤하고 지치는 등 체력 저하도 쉽게 느끼게 된다. 게다가 생리 양이 눈에 띄게 줄고 적게 먹어도 체중이 쉽게 줄어들지 않으며, 임신이 어려워진다. 전반적으로 활력이 떨어지는 등 신체적인 변화를 크게 겪는 것이다.

이때 천연 에스트로겐 성분을 함유한 콩, 석류, 달맞이꽃 종자유 등을 꾸준히 섭취해서 여성호르몬을 보충하는 것이 필요하며, 꾸준한 운동을 통해 호르몬 분비가 원활히 될 수 있도록 돕는 것 역시 큰 도움을 준다.

골다공증과 염증이 시작되는 나이

골다공증은 뼈의 성분이 안에서 녹아 나와 뼈 조직에 구멍이 많아지면서 골량이 줄어들고, 그로 인해 뼈가 약해져서 부러지기 쉬운 상태가 되는 질병이다. 뼈의 밀도가 약해지는 것은 노화로 인한 자연스러운 현상이다. 하지만 우리나라 여성들처럼 햇볕을 피해 다니는 여성들도 없고, 그로 인해 골다공증으로 진단받는 여성이 눈에 띄게 많은 나라도 드물다.

골다공증은 특히 바싹 마르고 체격이 작으며, 짠 음식이나 단 음식을 좋아하고 운동량이 부족한 여성에게 발생한다. 여성호르몬이 줄어들기 시작하는 30대 중반부터 골다공증도 시작되며, 완경(폐경)이 되어 여성호르몬 분비가 중단되면서 급격히 진행된다. 따라서 골다공증을 예방하기 위해서는 30대부터 칼슘 섭취를 신경 쓰고 하루 중에 햇볕을 쬐는 시간을 늘려야 한다.

이 시기부터는 젊음이 항상 유지되지 않는다고 느끼기 시작한다. 여성호르몬의 감소와 비례해서 면역력도 떨어지는데, 그 때문에 방광염이나 질염, 피부염 등 각종 염증이 쉽게 발생하고, 한 번 발생하면 쉽게 없어지지 않는다.

면역력을 올릴 수 있는 최상의 방법은 장내 유익균을 늘려 혈중 면역세포를 증가시킴으로써 장의 건강을 회복하는 것이다. 장내 유익균을 늘리기 위해서는 유산균을 꾸준히 섭취해야 한다. 또한 장 건강을 위해서는 육류보다는 섬유질이 많은 녹색 야채 위주로 식사하는 것이 좋다.

아직 노화에 신경 쓰지 않아도 된다고 생각한다면 오산이다. 30대부터 항산화 음식을 꾸준히 먹어야 건강한 40대, 50대를 기대할 수 있다.

항산화 음식의 대표주자는 역시 항산화 성분인 안토시아닌이 풍부한 블랙 푸드로, 각종 베리류와 검은 쌀, 검은콩, 가지 등이다. 이러한 항산화 음식들은 여성호르몬인 에스트로겐을 보충해주는 것은 물론, 노화를 예방하는 대표적인 음식이기도 하다.

40대,
갱년기를 준비하라

40대는 급격한 노화 현상이 시작되는 나이다. 남녀를 불문하고 40세부터는 대사 순환 속도와 면역력이 떨어지고, 기초대사량도 30대에 비해 확연히 낮아진다. 청년에서 노년으로 넘어가는 과도기가 40세부터 시작되기 때문에, 각종 생활 습관병은 물론이고 암, 뇌졸중, 고혈압 등 병에 걸리기 쉬운 상태가 된다. 특히 여성 암 1위인 유방암 발병률도 40대에 가장 높다. 그래서 40대는 정기검진으로 암 질환을 관리해야 하는 것이다.

진액 고갈이 시작돼

여성의 윤기 있고 탄력 있는 피부, 탄탄한 근육 등 좋은 건강 상태는 진액이 충분할 때 유지된다. 하지만 35세부터는 진액이 고갈되기 시작하면서 노화 현상이 하나둘 찾아온다. 여성호르몬 감소는 자궁 기능이 퇴화하면서 생기는 자연스러운 노화 현상이자 생리 반응이다. 그러나 이러한 증상들은 완경을 전후로 짧게는 2년에서 길게는 7~8년까지 지속되면서 심신을 지치게 한다. 고갈된 진액을 보충하기 전까지 신수부족(腎水不足) 증상은 더 심해진다.

한의에서는 여성의 신체 변화를 숫자 7과 관련해서 설명하곤 한다. 14(7×2)세에 초경이 시작되고 49(7×7)세에 완경을 겪게 된다는 것이다. 여성의 나이 49세는 몸의 '정기(精氣)'라고도 불리는 신수(腎水)의 부족(不足) 증상이 나타나는 때이다. 무슨 말이냐 하면, 오랜 가뭄에 논바닥이 바짝 말라 타들어 가듯이 사람 몸도 진액이 차차 말라 없어진다는 것이다.

각종 체액이 부족해지면 월경량 감소, 안면 홍조, 생식기능 위축, 요실금, 성생활 위축, 불면증, 심한 감정 기복과 불안 우울증, 피부 건조, 각종 관절통 등의 증상들이 생긴다. 이는 여성호르몬 감소로 인해 발생하는 갱년기 증상들과 똑같다.

40대에 들어서면서 월경 시 변화가 생기기 시작했다는 여성이 많은데, 주로 월경량이 줄어들고 주기가 불규칙해졌다고 호소한다. 여성호르몬이 부족해지면 스트레스를 쉽게 받고 성격이 예민해지며, 체중 조절이 쉽게 되지 않을 뿐 아니라 불면증, 안면 홍조, 심장 두근거림, 만성피로 등의 다양한 증상들이 생기고 또 점점 심해진다. 사실 이러한 다양한 신체 변화들은 갱년기 증상의 시작을 알리는 신호탄이기도 하다.

갱년기 준비는 이때부터

갱년기 건강은 40대 초기부터 관심을 가지고 준비해야 하지만 실제로는 그런 생각을 잘 안 하게 마련이다. 갱년기가 곧 다가올 거라는 생각을 하지 않고 살기 때문이다. 그러다가 40대 후반으로 가면서 갱년기 증상이 시작되면, 그제야 여성호르몬을 보충해주는 식단으로 바꾸거나 몸에 좋은 보충제나 약을 찾아다닌다. 그러나 갱년기 준비는 40세부터 해야 한다. 식습관 및 생활 습관, 운동 습관을 40세부터 바로 잡지 않으면 여성호르몬이 단절될 때 자율신경의 균형이 깨지면서 심각한 증상들이 많이 발생하기 때문이다.

완경과 함께 여성호르몬의 분비가 단절되더라도 자율신경의 균형을 잘 유지한 여성은 갱년기 증상을 크게 느끼지 않거나, 증상이 나타나더라도 쉽게 극복할 수 있다. 그러나 균형을 유지하지 못한 여성은 신체적, 정신적으로 인생에서 가장 힘든 시기를 보내게 된다.

자율신경의 균형을 유지하기 위한 습관은 식생활의 규칙성, 낮에는 깨어 있고 밤에는 잠을 자는 규칙적인 수면, 건강한 음식을 찾아 챙겨 먹는 등 식재료에 대한 관심, 꾸준한 운동으로 근육과 관절의 힘을 키우는 일 등이다. 하지만 이러한 습관은 하루아침에 형성되는 것이 아니다. 수년간 공을 들여야 비로소 몸에 배어들어 건강에 도움이 되는 것이다.

갱년기가 닥쳤을 때 대처하면 이미 늦다. 40세부터 큰 관심을 가지고 건강을 살펴 완경 이후에 오는 증상들을 최소화하고 건강한 갱년기를 보낼 수 있어야 한다.

신선하고 좋은 식재료가 건강에 이롭다는 사실은 누구나 알고 있다. 게다가 식재료가 좋으면 음식 맛도 제대로 난다. 그러나 시간에 쫓기거나 조리하기 귀찮다는 등의 이런저런 이유로 끼니를 겨우 때우는 식사 방식이나 자주 굶는 식습관을 40대에도 유지하면 건강한 갱년기를 맞이하지 못하게 된다. 좋은 식재료에 대한 관심은 젊어서부터 가져야 하며, 아무리 늦어도 40세에는 건강한 식습관을 시작해야 건강한 갱년기를 맞이할 수 있다.

40대 이후에 할 운동은 20~30대 때 하던 운동과 종목도, 방법도, 운동량도 모두 달라야 한다. 40대에는 짧은 시간에 과격하게 하는 운동보다 유연성과 근력을 함께 기르며, 나이가 들어도 꾸준히 할 수 있는 운동을 선택해야 한다. 걷기, 등산, 요가, 골프 등은 노년에도 꾸준히 할 수 있는 좋은 운동이므로 40세부터 기본기를 갖춰두는 일이 필요하다.

50대,
이렇게 대비해야

완경은 월경이 끊어짐과 동시에 새로운 몸으로 바뀐다는 신호다. 갱년기는 '생식 능력이 없어지는 시기', '성숙기에서 노년기로 바뀌는 과도기' 등 여러 의미로 설명할 수 있지만, '갱(更: 바꾸다)'이라는 뜻 그대로 몸도 마음도 바뀌는 기간이다.

백인백색, 완경 후 증상들

완경 이후에 나타나는 증상은 그야말로 백인백색이다. 70% 정도는 안면 홍조와 상열감, 땀이 심하게 나는 증상을 경험하게 되는데, 이는 모두 여성 호르몬이 감소하면서 체온과 열을 조절하는 자율신경계의 균형이 깨지기 때문에 나타나는 것이다. 이외에도 가슴 두근거림, 불면증, 피부 노화, 각종 근육통, 손가락 마디마디까지 붓고 아픈 관절통, 급격한 피부의 노화, 탈모, 두통, 어지럼증 등의 신체적 증상들이 나타나고, 짜증, 분노, 무기력, 우울, 울음 등 감정의 기복도 심해진다.

여성호르몬의 역할 중 하나는 혈관을 튼튼하게 하고 혈액을 깨끗하게 하는 것이다. 그런데 호르몬의 공급이 끊어지면 혈관이 약해지고 혈액 내 콜레스테롤 수치 역시 급격히 증가한다. 때문에 동맥경화, 고지혈증, 협심증 등 혈관 질환의 위험이 커지는 것이다.

여성은 완경기 이후에 심혈관 질환의 비율이 높아지며, 그것도 10년 단위로 점점 가파르게 늘어난다. 따라서 완경 이후의 여성은 심혈관 질환에 각별히 신경을 써야 한다. 조깅, 자전거, 걷기 등의 유산소 운동은 혈액순환을 돕고 심혈관 기능을 강화하는 데 도움이 된다.

에스트로겐이 활성화되어 있을 때는 소위 'S라인'이 잘 유지된다. 하지만 호르몬 공급이 끊어지면 예쁜 몸의 라인을 유지하기가 힘들어진다. 체중관리에 각별히 신경을 쓰지 않으면 항아리 몸매로 바뀌는 건 순식간이다. 따라서 50대에는 식사량 및 식사 시간을 정확히 지키는 것은 물론, 규칙적인 운동으로 체중을 관리해야만 한다. 그렇지 않으면 완경 이후에 급격히 일어나는 체중 증가를 감당하기 힘들 것이다. 이왕이면 근골격계에 부담을 주지 않는 수영, 고정식 자전거 타기, 걷기 등의 운동으로 꾸준히 체중을 관리하라. 또한 체중을 체크하는 일은 매일 정해진 시간에 규칙적으로 하는 것이 좋다.

건강의 적신호

우리 몸의 뼈는 끊임없이 부서지고 만들어지는 과정을 반복하는데, 완경이 되면 부서지는 속도는 빨라지고 만들어지는 속도는 떨어지며, 이 과정에서 칼슘이 급속도로 빠져나가 골다공증이 심해진다.

골다공증은 50세 이상 여성 3분의 1이 앓는 만성질환으로, 완경 이후에 특히 신경 써야 한다. 골다공증이 심해지면 가벼운 접촉사고에도 뼈가 부스러지게 되어 심각한 상해를 입거나 사망에 이를 수 있다. 이 병은 상상 이상으로 고통스러워 삶의 질을 떨어뜨린다. 골다공증 예방을 위해서는 스쿼트나 아령 운동을 무리하지 않는 범위 내에서 주 2-3회 하는 것이 좋으며, 칼슘과 비타민 D가 풍부한 우유, 시금치, 연어, 정어리 등의 음식을 충분히 섭취하는 것 역시 도움이 된다. 하루 30분 햇볕을 쬐는 것도 잊지 말아 달라.

여성호르몬은 여성 생식기와 질의 탄력을 유지하고 질 분비물이 잘 나오게 하는 역할을 한다. 때문에 완경 이후에는 질의 탄력이 떨어지고 점점 건조해지며, 성욕 감퇴, 요실금, 잔뇨감, 야뇨증 등이 발생하기도 한다. 게다가 완경 이후에는 질 분비물이 약산성에서 알칼리성으로 변하게 되어 질염이나 방광염(오줌소태)이 생기기 쉽다.

여성호르몬은 뇌에서 분비하는 행복호르몬인 세로토닌, 그리고 아드레날린 등이 잘 분비되도록 돕는다. 그런데 완경과 함께 이런 행복호르몬 공급에 다소 문제가 생긴다. 따라서 건강 유지에 자신감이 떨어져 위축되거나 여러 가지 삶의 변화와 가정 대소사까지 맞물리면서 우울증, 화병, 불면증 등이 심해지게 된다. 특히 불면증은 갱년기 우울증의 초기 증상일 수 있으므로 관심을 가지고 초기에 대처하는 것이 정신적 안정을 위해서도 좋다. 또한 갱년기 화병은 뇌졸중, 뇌출혈 등 뇌혈관질환을 유발할 수 있으므로 반드시 전문가와 상의해 보기를 권한다.

무엇보다 자신만의 시간을 찾아서 휴식과 더불어 편안한 상태를 만들어보라. 이러한 상태가 되면 알파(α)파가 증가하여 몸과 마음이 안정을 찾게 된다. 가능하면 이런 시간을 자주 가져보도록 해보자.

석류와 블루베리가 노화를 예방한다

천연 여성호르몬인 엘라그산과 폴리페놀, 안토시아닌, 탄닌 등의 항산화 성분이 풍부한 석류는 혈액순환을 개선하고, 혈관 내벽의 손상을 막아 혈전이 쌓이는 것을 예방한다. 또 콜레스테롤 수치를 낮춰 동맥경화, 심혈관 질환 등을 예방하며, 체내 지방을 감소시켜 복부비만을 예방한다.

세계 10대 슈퍼 푸드인 블루베리에는 항산화 물질인 안토시아닌과 뇌세포를 성장시키는 폴리페놀이 듬뿍 들어있다. 또한 블루베리에는 노화를 예방하고 뇌 기능을 활성화하는 효능이 있어, 완경 이후에 나타나는 건망증, 기억력 감퇴, 피부 노화, 수면장애, 치매를 예방하는 데 도움이 된다.

100세 시대를 감안하면 50대는 앞으로 50년이 더 남아 있는 중간 나이인 셈이니, 50대에 건강을 제대로 관리해야 향후 50년을 건강하게 살 수 있다.

여성 건강 좌우하는
여성호르몬

남성 10명보다 여성 1명 치료하기가 더 힘들어

한의학 고서에는 "여성을 치료하는 것이 남성을 치료하는 것보다 열 배는 어렵다."라는 말이 있다. 남성의 건강이 남성호르몬(테스토스테론)에 좌우되는 것처럼, 여성의 건강도 여성호르몬(에스트로겐과 프로게스테론)에 영향을 받는다. 그래서 여성은 월경, 임신, 출산, 완경 같은 생리주기에 따라 건강 상태가 좌우된다.

여성호르몬이라고 하면 월경이나 임신 같은 생리 작용에만 영향을 끼친다고 생각하기 쉽지만, 사실 넓게 보면 여성의 건강을 유지하는 모든 과정에 작용한다. 거꾸로 말하면, 여성호르몬은 여성의 각종 질병을 유발하는 원인이 되기도 한다.

상대적으로 여성의 심리적, 감정적인 업&다운이 심한 이유는 여성호르몬 때문이다. 여성호르몬은 하루에 3~4회 정도, 늘었다가 줄어드는 리듬을 타며 특히 기상 직후가 가장 수치가 높다. 또한 여성은 월경 전 증후군, 임신 우울증, 산후우울증, 갱년기 우울증 등 생애 주기에 따라 특별한 증상들이 나타나는데, 이런 것들도 역시 여성호르몬의 변화 때문에 생긴다. 때문에 여성들은 감정의 변화가 심하고, 스트레스로 인한 불안장애, 식이장애 등이 남성에 비해 2배 이상 많이 나타난다. 여성 4명 중 1명이 심한 우울증을 겪고 있으며, 발병을 시작하는 나이도 남성보다 낮다. 그렇기 때문에 우울증의 만성화가 심하며 재발 위험도 높다.

여성 건강 전반에 영향을 미치는 여성호르몬

여성호르몬은 임신이나 출산뿐 아니라 여성 건강 전반에 관여하며, 여성의 아름다움을 만들어준다. 부드럽고 탄력 있는 피부 형성이나 건강한 모발 유지, 유방 발육과 같은 것들이 모두 여성호르몬의 역할이다. 또한 여성호르몬은 골다공증 예방은 물론, 혈관의 탄력 및 혈액순환에도 도움을 준다.

하지만 여성호르몬은 대략 35세부터 감소하기 시작해서 40대 후반부터 급격하게 줄어들고, 50대에 이르면 갑자기 끊어져서 완경이 오는데, 완경기에 감정 변화가 심해지는 것은 바로 이 때문이다. 여성호르몬의 공급이 중단되면 급작스러운 자율신경실조 증상으로 심각한 감정 변화, 우울증, 안면홍조, 식은땀, 불면증 등의 증상이 나타난다. 또한 고혈압, 당뇨 등 심혈관 질환의 발병률이 높아지는데, 이는 여성호르몬이 혈관의 탄력 및 심혈관 건강도 책임지기 때문이다. 한편으로는 뼛속의 칼슘을 보호하는 역할도 하므로, 여성호르몬이 줄어드는 갱년기에 골다공증이 쉽게 발생하는 것이다.

이처럼 여성의 건강에 전반적으로 관여하는 여성호르몬이지만, 증가와 감소가 반복되는 일정한 리듬의 규칙이 깨어지면 문제가 생긴다. 호르몬이 너무 많이 분비되어도, 또 너무 적게 분비되어도 병이 되는 것이다.

예를 들어, 과도한 스트레스는 주기적으로 분비되는 여성호르몬의 리듬을 깨뜨린다. 너무 이른 나이에 시작하는 무리한 다이어트 역시 정상적인 호르몬 분비를 방해하며, 과체중으로 체지방이 늘어나도 균형이 깨질 수 있다. 호르몬 불균형은 생리불순 및 유방 질환의 원인이 된다. 이처럼 생활 전반에 걸쳐 발견되는 다양한 환경호르몬, 밤낮이 뒤바뀐 생활, 과도한 음주 및 흡연 또한 여성호르몬의 균형을 깨뜨려서 자율신경의 기능을 해친다.

이렇게 자율신경의 기능이 깨지면 교감신경과 부교감신경의 균형상태에 문제가 생기고 정신적으로 예민해지며 늘 피로감을 느낀다. 우울, 불안, 화병, 공황증이나 생리불순, 생리통, 다양한 자궁 및 난소 질환이 생기거나 조기 완경이 나타날 수 있으며 수족냉증, 신경성 위장병, 과민성대장증후군 등 수많은 질병에 걸리기도 한다. 이 모든 것들이 여성호르몬의 리듬에 균형이 깨지면 발생할 수 있는 병이다.

식사와 운동은 이렇게

체지방이 늘어나면 과도한 지방 조직이 여성호르몬을 합성하여 호르몬 균형을 깨뜨린다. 따라서 적정한 체중을 유지하는 일은 여성 건강관리의 필수 항목이다.

지방과 탄수화물, 음주는 줄이고 단백질과 야채 위주의 식단을 유지해야 한다. 대두를 챙겨 먹는 것도 도움이 된다. 대두는 된장, 고추장, 청국장, 두부의 원료로, 사포닌, 비타민 E 등의 항산화 성분이 풍부할 뿐 아니라 '천연 여성호르몬'이라 불리는 이소플라본 성분이 듬뿍 들어 있어 여성호르몬의 균형을 유지하는 데 많은 도움을 준다.

운동의 경우 유산소와 근력 운동을 병행해야 한다. 근육의 크기는 지방을 연소시키는 능력과 비례한다. 따라서 남성보다 근육이 약한 여성은 체지방이 늘어나기 쉽다. 유산소와 근력 운동을 꾸준히 한다면 호르몬 분비가 활성화되고 뼈와 근육이 단단해져서 탄력적인 혈관과 피부를 유지할 수 있다. 심혈관 질환 역시 예방이 가능하다.

갱년기가
노년을 좌우한다

갱년기는 성 성숙기에서 노년기로 넘어가는 시기를 의미한다. 100세 시대를 기준으로 인생의 절반쯤 되는 지점으로, 말하자면 '중년의 사춘기'인 셈이다.

이 시기에는 갑작스러운 완경으로 말미암아 몸의 변화는 물론이고 심리적인 변화도 폭풍처럼 밀려들게 된다. 한 번도 겪어보지 못했던 수십 가지의 증상들이 한꺼번에 나타나니 당황스럽기까지 하다. 이런 증상들 때문에 자신감이 없어지고, 짜증도 나며, 위축되기도 한다. 갑작스러운 변화가 너무도 많이 일어나기 때문에, 이러한 현상을 '호르몬과의 전쟁'이라고 표현하기도 한다.

갱년기에 나타나는 대표적인 증상들은 안면 홍조, 땀, 관절통, 가슴 두근거림, 불면증, 우울증, 짜증, 분노, 만성피로, 어지럼증, 피부 건조, 피부

가려움, 온몸의 각종 염증, 질 건조, 화병, 공황장애 등이다. 평소 전혀 느끼지 못한 증상들도 갱년기 때는 그 정도가 상당히 심해진다.

서서히 줄어드는 남성호르몬 vs 뚝 떨어지는 여성호르몬

갱년기 증상에 있어 남녀가 겪는 증상의 수준이 다른 이유는 호르몬 감소의 정도, 즉 호르몬 감소가 점진적이냐 급진적이냐의 차이 때문이다. 성호르몬은 남녀 공통으로 30대 중반부터 줄어들기 시작하는데, 남성은 갱년기 때까지 서서히 줄어드는 반면, 여성은 완경과 함께 갑자기 공급이 뚝 끊어진다.

남성호르몬은 매년 조금씩 줄어들기 때문에 특별한 증상을 느끼지 못하는 남성들이 많다. 따라서 신체적, 정신적으로 큰 부담을 겪지 않는다. 그러나 호르몬의 공급이 갑자기 끊어지는 여성의 경우, 신체와 정신에 다가오는 다양하고도 혹독한 증상들로 인해 엄청난 부담을 느낀다. 갱년기 증상을 느끼는 남성이 10명 중 1명이라면 여성은 10명 중 10명이라고 할 정도로 차이가 크다.

여성은 에스트로겐 수치가, 남성은 테스토스테론 수치가 낮아지면서 다양한 증상들이 나타나는데, 이는 짧게는 1년에서 길게는 5~7년까지 지속되기도 한다. 사람에 따라서는 가볍게 지나가기도 하지만 일상생활에 지장을 줄 정도로 심각한 증상을 보이는 사람도 있다. 갱년기 때 나타나는 증상은 남녀에 따라 다른 것도, 비슷하게 나타나는 것도 있다.

※참고

•갱년기 여성에게 나타나는 증상들

안면 홍조, 발한, 수면장애, 기억력 감퇴, 짜증, 피로감, 탈모, 우울, 불안, 초조, 두통, 현기증, 관절통, 성욕 감퇴, 질 건조감, 유방 통증, 소화불량, 체중 증가, 요실금 등

•갱년기 남성에게 나타나는 증상들

업무 능률 저하, 심한 피로감, 짜증, 수면장애, 우울, 불안, 초조, 두통, 현기증, 성욕 감퇴, 발기부전, 운동능력 저하, 탈모, 변덕스러운 기분 변화, 근육감소 등

완경은 월경이 1년 이상 없는 상태를 말하고, 갱년기는 완경 전후 신체적, 감정적 변화가 밀려오는 시기를 말하는데 짧게는 6개월, 길게는 10년 이상 지속되기도 한다.

동의보감에는 "여자 나이 49세가 되면 월경이 끊어지고 자식을 가질 수 없다."는 기록이 나온다. 통계에 따르면 우리나라 여성의 평균 완경 나이는 49.7세로 동의보감 시대와 지금이 크게 다르지 않다. 달라진 건 사람의 수명뿐이다.

예전에는 평균 수명이 짧아서 완경 후의 삶이 짧았지만, 현재 우리나라 평균 수명은 85.1세이기 때문에 완경 후에도 약 30~40년을 더 살아야 한다. 완경을 전후한 갱년기의 건강이 다가오는 노년의 건강을 좌우한다. 결국 갱년기를 잘 극복하는 것이 곧 노년 건강을 유지하는 비결인 셈이다.

갱년기 증상일까, 자율신경실조 증상일까?

갱년기에 나타나는 수많은 증상은 자율신경실조 증상과 너무나 닮았다. 그래서 임상에서 가장 많이 받는 질문 중 하나가 "원장님, 제 증상이 갱년기 증상인가요, 자율신경실조 증상인가요?"라는 것이다.

결론부터 말하자면, '둘 다' 해당이 된다. 왜냐하면 갱년기 증상 자체가 '성호르몬의 부족으로 자율신경의 균형이 깨지기에' 발생하는 것이기 때문이다. 즉, 50세 전후에 나타나는 심한 자율신경실조 증상이 바로 갱년기 증상이며, 특정 나이대에 나타나는 자율신경실조증이라고 보는 것이 맞다.

갱년기에 나타나는 증상들이 모두 호르몬 부족 때문에 생기는 것은 아니다. 50세에 접어들면 호르몬뿐 아니라 인체의 모든 부분이 노화된다. 따라서 각 장기 기능의 퇴화와 자율신경기능의 상태 등, 관점을 더욱 넓혀서 점검해봐야 한다.

단순히 호르몬을 보충하면 갱년기 증상이 해결된다고 여길 경우 80세, 90세가 될 때까지 호르몬에 매달려 사는 인생이 될 수밖에 없다. 게다가 여성호르몬 과잉 공급이 여성의 노년 건강에 미치는 영향도 고려해야 한다. 100세까지 호르몬을 보충하며 살 수는 없지 않은가? 오히려 갱년기 이후, 한 살이라도 젊을 때 호르몬 없이도 살 수 있는 몸 상태를 만드는 데 더 관심을 가지는 것이 옳다.

호르몬 없이도 살 수 있으려면

남녀를 불문하고 갱년기 이후 호르몬 없이도 잘 살 수 있으려면, 호르몬이 줄어들기 시작하는 35세부터의 건강관리를 철저히 해야 한다. 그러나 대부분은 미리 준비하지 못하고 있다가 50세가 되어서야, "그동안 몸 관리를 제대로 안 했구나." 하면서 후회한다. 특히 여성은 완경으로 심신의 변화가 크기 때문에 그 후회의 정도도 크다.

갱년기(更年期)란 말 그대로 '다시 사는 인생'이다. 두 번째로 태어나는 시기라는 것이다. 갱년기 이전 성호르몬이 잘 나올 때 대비하는 게 가장 좋겠지만, 설령 대비하지 못했더라도 호르몬을 보충하는 대신 노화를 늦추고 자율신경의 균형을 맞추기 위해 노력하여 호르몬 없이도 잘 살 수 있는 방법을 찾아야 한다.

갱년기 이후에는 대사 순환 속도와 혈관 탄력성이 떨어져 노화가 빠르게 진행되며, 체력을 회복하는 속도 역시 느려지면서 나잇살이 쉽게 붙는다. 갱년기 때 늘어난 체중이 쉽게 빠지지 않는 이유도 대사 순환 속도가 느리기 때문이다. 만약 체중을 10%만 감량한다면 관절의 부담이 크게 줄고, 심혈관계 순환 개선에도 도움이 될 것이다.

갱년기 증상을 극복하는 데에 정신적, 신체적으로 가장 도움이 되는 것을 꼽으라면 단연 취미생활이다. 음악, 미술, 스포츠 등 어떤 것이라도 좋으니 평소에 관심이 있었던 분야에 주저 말고 도전해 보라. 새로운 것을 배우고 기량을 연마하는 데 집중하다 보면, 우울감이나 불안, 초조한 감정이 사라지는 것은 물론 어느새 전문가 수준의 아마추어가 되어 있을 것이다.

운동에 집중하는 것도 좋다. 운동은 정신적인 안정감을 주며, 사회적인 소외감을 극복하는 데도 도움이 된다. 무엇보다 성호르몬의 감소로 인한 신체 변화를 잊고 자신의 존재감을 느낄 수 있다. 주위 사람들과 지내면서 밝은 마음으로 현재의 증상을 극복할 수 있는 여유를 갖게 될 것이다.

갱년기에 도움이 되는 식품

• 비트: 비트는 비타민과 철분이 다량 함유되어 있어 혈액순환을 도와 고혈압을 예방한다. 또한 체내 활성산소를 없애 노화를 방지하며, 여성의 생리 불순이나 갱년기 증상에도 도움을 준다. 비트는 주스, 물김치, 장아찌, 피클, 샐러드, 조림, 튀김, 볶음 등 그 활용 범위가 넓다.

• 블루베리: 블루베리 속에 있는 안토시아닌은 뇌 기능을 활성화하고, 폴리페놀은 신경 기능을 개선하여 치매를 예방하며, 플라보노이드는 기억력을 높인다. 무엇보다 블루베리는 강력한 항산화 작용으로 노화 예방에 탁월한 효과가 있다. 정력 감퇴, 성욕 저하는 물론이고, 남성의 전립선 질환에도 도움이 된다.

• 꾸지뽕: 잎사귀, 줄기, 뿌리까지 버릴 게 없는, 뽕나무를 닮은 키 작은 나무에서 산딸기 비슷한 모양으로 생기는 열매이다. 꾸지뽕 열매에는 폴리페놀, 플라보노이드, 각종 비타민, 탄닌, 루틴, 가바 등이 풍부하게 함유되어 있

어 항산화 효과가 뛰어나며, 특히 여성 냉증, 자궁 질환, 수족냉증을 개선하는 효과가 있다. 또한 여성호르몬인 에스트로겐이 함유되어 있어, 에스트로겐 분비가 감소하는 갱년기 여성에게 많은 도움이 된다.

• 칡: 칡에는 에스트로겐 성분이 풍부하게 함유되어 있으며, 항산화 성분인 이소플라본 또한 들어 있다. 그래서 호르몬 불균형으로 발생하는 생리불순이나 에스트로겐 분비가 줄어드는 갱년기 증상을 완화하는 데 도움을 준다.

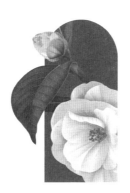

2장
자율신경에 답이 있다

———————————————————————— 균형

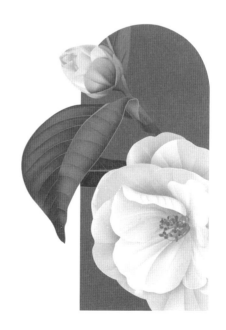

삶의 질을 좌우하는
자율신경

우주에도 음양(陰陽)이 있듯이, 우리 몸에도 서로 반대 작용을 하는 두 가지 자율신경이 있다. 살아있는 사람의 몸은 365일 24시간 쉬지 않고 내장과 혈관 기능을 조절하면서 자율적으로 활동하는데, 교감신경은 '양'의 작용을 하고, 부교감신경은 '음'의 작용을 한다.

비유하자면 교감신경은 자동차의 액셀이고, 부교감신경은 브레이크다. 경주용 자동차는 액셀보다 브레이크가 잘 들어야 한다. 빠른 속도를 제어할 수 있는 훌륭한 브레이크만이 차를 제대로 컨트롤할 수 있기 때문이다. 교감신경이 속도만 내서는 신체 균형은 깨지고 만다. 부교감신경이 적절히 작용해서 중간 중간 속도 조절을 해줘야 심장, 호흡, 수면, 땀, 소화, 배변, 혈액순환 등 모든 생명 활동의 속도가 적절하게 유지된다.

일반적으로 아침부터 낮까지는 교감신경이 우위에, 저녁부터 밤에는 부교감신경이 우위에서 활동한다. 운동하거나 공부할 때, 또 스트레스를 받을 때는 교감신경이, 쉬거나 잘 때는 부교감신경이 작용한다.

교감-부교감신경의 균형이 깨지면

하지만 이 둘의 균형이 깨지면 문제가 발생한다. 교감신경이 비정상적으로 항진되면 백혈구 중 과립구가 증가하여 몸 세포를 공격해 염증성 질병을 일으키고, 활성산소가 증가해서 노화가 촉진된다. 또한 심장이 빨리 뛰고 땀이 심하게 나며, 위산 분비가 늘어 속이 쓰리거나 위장장애가 생긴다. 장운동이 자극받아 복통이나 설사 또는 변비가 계속 반복되고, 근육은 긴장 및 수축하여 이름 모를 통증이 생기며, 호흡이 빨라져서 가슴이 답답하고 어지러운 증상이 생긴다.

한편으로는 잠을 잘 수 없거나 자다 깨다를 반복하는 수면장애가 생기고, 원인 모를 열감과 냉감이 온몸 또는 국소 부위에 나타나며, 감정적으로는 불안, 긴장, 울화감이 생긴다. 그리고 무엇보다도 교감신경이 오랫동안 항진되면 각종 소모성 증상들도 지속되기 때문에 신체 에너지 효율이 떨어지고, 면역력도 쉽게 바닥난다.

부교감신경의 활동이 저하되면 사지 말단까지 혈액순환이 순조롭지 못하게 된다. 그리고 백혈구 중 림프구(일반적으로 말하는 면역력)가 줄어들어 심하게 피곤하다고 느끼고, 면역력이 떨어져서 잔병 치레가 잦아진다.

흔히 우울증이라고 불리는 감정 장애가 생기고, 무기력, 탈력감 등으로 한없이 몸과 마음이 바닥으로 내려앉는 느낌을 받게 된다. 즉, 심하게 피곤하다고 느끼는 것은 부교감신경의 활동이 저하되어서 나타나는 증상이며, 이 같은 상태가 오래가면 삶의 질이 형편없이 떨어지게 된다.

교감-부교감 불균형으로 인한 증상들은 대부분 '특별한 이상이 없다'는 진단을 받게 된다. 환자들은 일반적으로 증상에 따른 검사를 하게 되는데, 만성 소화 장애는 위내시경 검사, 심장이 빨리 뛰면 심전도 검사, 복통 설사 변비가 반복되면 장 내시경 검사, 이름 모를 근육 통증이 오래되면 근전도 검사, 심한 두통과 호흡곤란, 열감과 냉감이 나타나면 뇌, 호흡기 촬영검사나 내분비 검사, 호르몬 검사 등이다.

분명히 심하게 피로하고 어지럽고 열이 나며 온몸이 아프고 힘든데, 검사 결과는 '아무 이상이 없음'이며, 진찰 결과 역시 '특이 소견 없음'이 뜬다. 이 경우 병원에서는 '스트레스'를 받지 않게 마음을 편안하게 먹으라고 하거나 신경안정제, 수면제, 진통제, 항우울제 등의 증상별 억제 약물을 처방해주게 된다. 그러나 이럴 때는 '자율신경계'에 이상이 있는지 반드시 점검해 보아야 한다.

자율신경기능, 제대로 검사 & 진찰해야

자율신경에 이상이 있는지, 설령 이상이 있다면 얼마나 문제가 있는지를 알 수 있는 검사는 일반적으로 병원에서 각종 장기의 문제를 파악할 때 하는 검사와 구별해야 한다. '자율신경 균형'을 확인하기 위한 검사를 다양한 각도로 실시하고, 자율신경 균형에 영향을 미치는 여러 가지 연관 검사를 모두 해서 얼마나 균형이 깨어져 있는지, 그리고 신체 전반적인 건강 상태와 면역력이 영향을 받고 있는지 등을 파악하는 것이 필요하다.

한의에서는 망문문절(望聞問切: '보고' '듣고' '묻고' '만져보는' 4가지 전통적인 진단법)을 통해 몸과 마음 전체의 상태를 먼저 파악한다. 검사는 자율신경 균형상태를 다각도로 체크할 수 있는 다양한 한방 진단기기를 통해 자율신경기능, 활성 에너지, 뇌파 검사 그리고 설문지까지 네 가지 진단법을 기준으로 작성하게 된다. 이러한 검사 자료들과 망문문절 결과를 가지고 환자의 현재 자율신경기능이상의 정도와 자율신경의 활성도, 그리고 뇌파, 오랫동안 복용해온 약물, 식습관, 생활 습관 등을 참고해서 진찰한다.

자율신경, 즉 교감신경과 부교감신경의 부조화를 다스리기 위해서는 인체 기혈의 균형을 잡아주어야 한다. 한방에서는 이 둘의 균형을 맞추기 위한 한약 처방과 자율신경의 회복을 돕는 전신면역약침, 그리고 증상에 맞는 다양한 약침 치료를 병행해서 회복을 돕는데, 이를 통해 재발을 방지하고 균형을 이루는 힘을 튼튼하게 해준다. 이러한 한의 치료는 회복 속도가 빠르고, 후유 증상을 줄이거나 예방하는 데에도 큰 도움이 된다.

사실 교감-부교감의 균형이 깨어지는 일은 대부분 만성이므로 단기간의 치료로 바로 잡는 것은 불가능에 가깝다. 단기간에 치료하고자 증상치료에만 매달리다 보면 약효 지속시간 동안만 증상이 가라앉았다가 다시 재발하는 상황이 반복되기 때문에 균형을 바로 잡을 수 있는 기회는 점점 멀어지고 병은 더 오래 지속된다. 그래서 증상을 회복하고 재발하지 않도록 제대로 치료하기 위해서는 상당한 시간이 필요하다.

스스로 점검해 볼 수 있는 포인트

자율신경기능에 이상이 생기면 스스로 조절되어야 할 생리적인 다양한 문제들이 비정상적으로, 그리고 대개 복합적인 증상으로 나타난다.

화병, 공황장애, 신경성 위장병, 과민성대장증후군, 불면증, 불안증, 수족냉증, 이명, 갱년기 증후군… 실제로 이런 질병을 앓는 사람들은 자율신경기능에 이상이 생긴 지 오래인 경우가 대부분이다. 자신의 자율신경기능에 문제가 있는지 없는지 확인하는 일은 매우 중요하다. 이를 위해 전문가가 아니어도 스스로 점검할 수 있는 다섯 가지 체크 포인트를 소개한다.

잠

수면에 관여하는 호르몬인 멜라토닌은 기상 후 15시간 만에 뇌의 송과선에서 분비된다. 멜라토닌이 제대로 분비되면 아침 7~8시경에 일어나 자정 무렵 수면하는 정상적인 수면 사이클이 유지된다. 그리고 잠을 자는 사이 우리 몸은 항노화, 면역증진, 뇌 휴식, 아이들의 성장 촉진 등 건강한 몸을 만드는 활동이 활발히 이루어진다.

하지만 자율신경기능에 문제가 생기면 정상적인 수면이 이뤄지지 않아 밤새 잠을 못 자거나, 자다 깨기를 반복하거나, 잠에서 깬 뒤 다시 잠들지 못하게 된다. 수면의 질이 형편없이 떨어지는 것이다. 교감신경이 과하게 항진하면 뇌가 각성하기 때문에 정상적인 수면을 유지할 수 없다.

땀

자율신경기능에 이상이 생기면 땀이 신체의 한 부분(주로 손, 얼굴,

등)에서 지나치게 많이 나거나, 온몸에서 줄줄 흐르거나, 거꾸로 아예 땀이 나지 않는 증상이 나타날 수 있다. 그래서 지나친 땀으로 인한 다한증, 갱년기 증후군 등을 치료할 때는 자율신경기능을 회복하는 원인치료를 시행한다. 한편 교감신경이 과하게 항진되면 전신 또는 국소 부위에 땀이 지나치게 많이 배출될 수 있다.

숨

교감신경이 항진되면 들숨이 짧아지고 호흡이 얕아지는데, 심하면 과호흡, 공황발작 등 위급한 상황이 생길 수도 있다. 오목가슴이 꽉 막힌 것 같다든지 가슴이 답답하다는 표현도 많이 한다.

호흡에 관한 문제는 자율신경기능에 이상이 있는 사람에게 주로 나타난다. 그래서 화병이나 공황장애처럼 불안, 심장 두근거림, 호흡곤란 등의 증상이 있는 사람들은 증상이 시작될 때 들숨을 천천히, 그리고 날숨은 더욱 천천히 길게 내뱉으며 교감신경을 안정시키는 연습을 해야 한다. 물론 자율신경기능을 회복시키는 치료도 병행해야 한다.

열(냉)

자율신경기능에 이상이 있는 경우 신체의 한 부분 또는 전체에 열감이 심하거나 반대로 냉감(시린 감 또는 심하게 차가운 느낌)이 심한 증상이 나타난다. 예를 들어, 다리는 뜨거운데 등은 시리거나, 얼굴만 뜨겁고 손은 시리다. 때로는 온몸이 시리다고 느낀다. 하지만 열감이나 냉감은 다분히 주관적인 느낌으로 검사를 해보면 이상이 없는 경우가 대부분이다. 이럴 때는 자율신경기능의 균형을 바로잡는 치료가 필요하다.

통(痛)

원인 모를 국소적 또는 전신적 통증이 심하게 나타나며, 검사로는 알 수 없는 만성 통증에 시달린다. 섬유근통, 신경성 위장병, 과민성 대장병, 스트레스성 복통, 원인을 알 수 없는 근육통, 만성두통 등 다양한 통증이 한 가지 또는 여러 가지로 나타난다. 통증의 정도는 다분히 주관적이며 여성의 경우 여성호르몬의 영향으로 매일 또는 매달 통증의 강약이 달라진다.

이 다섯 가지 증상들은 모두 심리적인 변수, 그리고 스트레스와 깊은 관련이 있다. 이 다섯 가지 중 하나 또는 여러 증상이 나타난다면 자율신경기능에 문제가 있는 것으로 볼 수 있다. 따라서 치료가 필요한 수준인지 파악하기 위해서라도 반드시 전문가와 상의하도록 하자.

수승화강(水升火降)이 중요한 이유

건강 상태와 질병 상태의 중간에는 회색 지대가 있는데, 바로 비(非) 건강 상태다. 병원 정기검진에서 문제점을 발견하지 못했음에도 건강 상태가 좋지 못하다고 느낀다면 비 건강 상태일 확률이 높다. 한의 진료에서 비 건강 상태를 판단하는 기준은 다양하다. 하지만 판단의 기준이 되는 기본은 뭐니 뭐니 해도 '수승화강(水升火降)' 상태이냐 아니냐를 확인하는 것이다.

'수승화강' 상태가 무너졌다는 것은 자율신경기능 관점에서 본다면 '교감-부교감'의 균형이 깨어진 상태와도 같다. 이럴 때 발생하는 문제는 신체는 물론이고 정신적, 감정적인 건강 상태에까지 영향을 미친다.

수승화강(水升火降)이란?

식물이 잘 자라려면 뿌리와 줄기를 통해 물이 위로 올라가고, 햇빛이 광합성을 통해 줄기와 뿌리까지 잘 내려와야 한다. 뿌리에서 잎사귀까지 물을 빨아올리지 못하거나, 너무 강한 태양열로 잎사귀가 타버리는 일이 생긴다면 식물은 고사(枯死)하고 만다.

대기 중의 에너지 순환도 마찬가지다. 태양의 열기는 위에서 아래로 내려오고, 그 열기를 받은 바다와 강물은 수증기가 되어 위로 올라간다. 대기 순환이 없다면 자연은 유지될 수 없다.

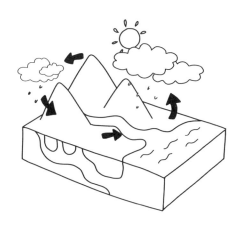

대기 순환이 일어나는 과정

사람의 몸도 자연과 마찬가지다. 차가운 기운은 위로 올라가고, 뜨거운 기운은 아래로 내려가야 건강이 유지된다. 음양오행설에는 '물은 위로, 불은 아래로'라는 의미의 '수승화강(水升火降)' 원리가 있는데, 이것이 바로 '머리는 차갑게, 복부는 따뜻하게' 유지되는 건강체의 모습이다.

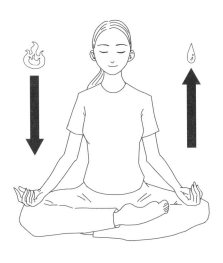

'수승화강(水升火降)'의 원리

수승화강이 무너졌다는 것은 기혈의 흐름이 막혔다는 뜻이며, 대사 순환에 문제가 생겼거나 교감-부교감신경의 균형이 깨어졌다는 것을 의미한다. 즉, 신수(腎水)는 아래에, 심화(心火)는 위에 머물러서, 아래는 더 차갑게 위는 더 뜨겁게 된다는 뜻이니 대사질환이나 심혈관계 질환, 더 나아가서는 자율신경기능이상으로 인한 각종 질환이 발생하게 된다.

수승화강(水升火降)이 잘 되면 생체 에너지의 통로가 원활하게 열려있으며 림프 순환, 대사 순환 역시 잘 되기 때문에 교감-부교감신경의 균형이 문제없이 유지된다. 즉, 머리는 맑고 호흡은 깊으며, 손발은 따뜻하고, 정신이 맑고, 기력 유지도 잘 되기 때문에 식사 후에 속도 편한 것은 물론이며 배변 상태나 수면의 질도 좋다.

남성은 기운이 넘치고 활력이 있으며 머리가 맑아 집중이 잘되고, 근력이 좋으며 남성호르몬 분비도 잘 된다. 여성은 피부 탄력이 좋고 체중 유지도 쉽게 되며, 감정적으로도 한쪽으로 쏠리지 않아 마음이 항상 편안하고 안정적이며 여성호르몬의 영향으로 인한 감정의 기복도 덜 하다.

반면에 '머리와 얼굴이 뜨겁고 복부와 사지 말단이 차가우면' 한의학에서는 병이 있는 상태라고 판단한다. 이러한 상태를 '상열하한(上熱下寒)증'이라고 부르는데, 상열하한증이 생기는 근본적인 이유는 수승화강(水升火降)의 건강 균형이 무너졌기 때문이다.

수승화강이 무너지면 전신에 다양한 증상들이 한꺼번에 발생한다. 예를 들면, 탈모, 이명, 어지럼증, 두통, 상열감, 가슴 답답, 피부 건조, 안면 홍조, 안구건조, 입 마름, 소화불량, 변비, 과민성대장, 만성설사, 수족냉증, 목덜미 강직감, 어깨 결림, 만성피로, 발기부전, 불임, 고혈압, 뇌혈관질환, 불안, 긴장, 불면, 공황증, 울화 등이다. 이들 모두가 자율신경 불균형에 의한 증상들이다.

장·단기적으로 심각한 스트레스를 받는 사람, 머리를 많이 쓰지만 움직이는 시간이 적은 사람, 술 담배와 기름진 음식은 많이 먹으면서 물과 야채 섭취량은 적은 사람, 밤에는 깨어 있고 낮에는 자는 생활로 인해 신체 리듬이 깨진 사람, 양질의 수면을 오랫동안 취하지 못한 사람, 늘 불안하고 긴장감 속에서 마음 졸이는 사람, 오랜 기간 분노와 울화가 쌓인 사람…

이런 사람들은 수승화강이 쉽게 무너진다. 수승화강이 무너진다는 것은 건강이 무너진다는 의미이며, 즉, 면역력이 떨어져 병치레가 잦아진다는 의미이다.

어떻게 치료할까

무너진 수승화강 상태를 회복하기 위해서는 우선 전문가의 진찰을 통해 얼마나 문제가 있는지 점검받아 볼 필요가 있다. 한의에서는 수화(水火)를 조절하는 효능이 있는 다양한 약재로 구성된 한약을 처방하고, 수승화강약침, 전신면역약침 등 수화(水火) 조절을 위한 약침도 병행한다.

또한 수승화강의 명약인 사향을 포함한 공진단 처방을 통해 활성 에너지를 끌어올려 기혈 순환을 원활하게 하거나 뇌파를 회복하는 치료를 병행하기도 한다. 물론 이러한 치료는 진찰 결과에 따라 개개인의 상태에 맞춰 개별 처방되어야 한다.

전신면역약침은 막혀있는 에너지의 통로를 열어주는 치료법으로 사향우황웅담과 녹용약침으로 구성되어 있다. 림프 순환과 말초대사 순환을 개선하고 오장육부의 배수혈을 자극함으로써 오장육부 에너지 활성을 통해 장부의 기능을 개선한다. 게다가 면역을 증진하며 자율신경기능을 활성화하는 효과도 있다. 이러한 치료법은 상열하한 상태를 수승화강 상태로, 자율신경

불균형 상태를 균형 상태로 바꿔주는 원리로 작용한다.

전신면역약침 치료는 한의사의 진찰이 선행되어야 하며, 진찰 결과 수승화강이 무너졌다고 판단되면 주기적으로 시술받아야 한다. 경증의 경우 주 1회씩 10~20회 이상, 중증의 경우는 주 2회씩 3~6개월 이상 꾸준히 치료받아야 효과가 있다.

건강한 뇌파가 인생을 바꾼다

인류가 지속적으로 관심을 가지고 연구하고 있는 영역 중 하나가 바로 '뇌'다. 특히 뇌 활동의 상태에 따라 나타나는 리듬인 '뇌파(腦波)'는 뇌의 신경세포가 만들어내는 전기 신호이기 때문에, 의학계에서는 뇌파를 통해 몸은 물론이고 마음마저 건강한지, 혹은 병들어 있는지 알 수 있다고 본다. 따라서 얼마나 스트레스를 받고 있는지, 잠은 제대로 자고 있는지, 몸은 아프지 않은지, 피로가 누적되어 있지는 않은지 확인하기 위해 뇌파를 체크한다.

기능의학적 검사에 필요한 뇌파 측정

보통 기억력 감퇴, 집중력 장애, 수면장애, 치매 등의 증상과 질병들에 접근할 때 뇌 기능을 집중적으로 검사하지만, 한편으로는 다양한 증상들의 총합인 '자율신경실조증'을 제대로 파악하기 위해 뇌파를 참고하기도 한다. 자율신경실조로 인한 증상들은 눈에 보이는 사진이나 정확한 수치로 계량해낼 수 있는 것이 아니기에 영상의학적, 혹은 혈액학적인 검사 등등으로 파악하기 힘들다. 그래서 자율신경실조증 환자의 상태를 체크하기 위해서는 다양한 각도에서 접근할 수 있는 기능의학적 검사들이 필요한데, 그중에서 뇌파를 체크하는 일이 특히 중요하다.

뇌파를 측정하면 신체 각각의 활동성 외에 감정적인 상태도 파악할 수 있다. 지속적인 통증을 느끼고 있는가, 수면을 제대로 취하지 못하고 있는가, 감각적인 이상 증상을 느끼고 있는가, 안정적이고 편안한가, 등등의 신체적, 정신적 상태를 뇌파를 통해 추정할 수 있다.

뇌와 자율신경

의식적으로 제어할 수 없는 영역인 자율신경은 우리 몸에 미치는 영향이 아주 다양해서 땀, 체온, 순환, 감각, 통증, 호흡, 소화 등의 생명을 유지하는 기본적인 것들을 포함해서 분노, 공포, 우울 등의 감정적인 것들과도 관련이 있다. 그리고 이러한 생명 활동들은 뇌 자체에도 영향을 미친다.

뇌파는 몸에서 일어나는 모든 증상을 신경전달물질인 도파민, 엔돌핀, 세로토닌 등의 화학적인 매개체를 통해 전달받기 때문에, 자율신경실조로 인한 다양한 몸의 이상 반응들은 그대로 뇌파에 영향을 미친다. 이처럼 뇌와 자율신경의 상태는 육체적, 정신적으로 모두 연결되어 움직이기 때문에, 자율신경실조를 회복하기 위해서는 뇌파를 회복하려는 노력 역시 필요하다.

심장이 빨리 뛰고 소화가 안 되며, 혈압이 오르고, 잠을 못 자고, 열감이 생기고, 온몸에 원인 모를 통증이 생기는 것은 자율신경과 연결된 뇌 기능에 직접적인 영향을 미친다.

교감신경 항진이 오랫동안 지속되어 비정상적인 긴장, 각성 상태에서 생활해 온 사람의 뇌파는 스트레스 뇌파인 베타파와 감마파가 대부분을 차지한다. 반면에 자율신경기능이 균형 잡혀 몸이 안정적이고 감정적으로도 편안하며 이완된 사람은 안정적인 뇌파인 알파파가 많이 나온다. 그래서 자율신경기능이상을 치료할 때는 뇌파의 회복 상태도 함께 체크해 보는 것이 필요하다.

불면증이 있거나 분노, 긴장, 공포를 느끼는 공황증 환자의 경우는 잠이 오거나 안정적이고 이완될 때 나오는 세타파와 델타파가 나오지 않는다. 따라서 이들은 수면제, 신경안정제, 진통제 등 다양한 약물의 도움을 받아 신경전달물질을 공급함으로써 신경이 안정되어 잠도 자며, 약효가 지속되는 동안이라도 마음의 불안과 공포를 억제할 수 있게 된다. 즉, 스스로 신경전달물질을 공급할 수 없어 타의로 환경을 만들어주는 것이다. 진료실을 찾아오는 수많은 자율신경실조 환자들이 그러한 약물들을 오랫동안 복용할 수밖에 없었던 이유이다.

한의에서는 다양한 치료를 통해 활성 에너지를 올리고 자율신경기능을 회복시킨다. 이렇게 회복된 자율신경기능은 약물 등의 도움 없이도 스스로를 조절할 수 있기 때문에 말 그대로 '회복(回復)'된 것이라고 할 수 있다.

자율신경기능과 뇌파가 함께 회복되는 것은 당연한 일이다. 온몸에 나타났던 복잡하고 다양한 이상 증상들, 그리고 오랜 질병으로 지치고 우울하며 화가 났던 감정적인 문제들이 사라지면 자연스레 안정적인 뇌파가 나타나게 된다.

신체 이상 증상의 종합체인 자율신경실조증은 전문적인 치료가 필요한 질병이므로 전문가의 도움을 받는 것이 좋다. 오래 두면 둘수록 균형이 더욱 깨어지기 때문이다.

혈액순환은
부교감신경의 문제

고혈압과 고지혈증

고혈압과 고지혈증은 혈관과 혈액의 문제다. 그리고 이러한 혈관과 혈액의 문제는 곧 온몸의 문제이기도 하다. 손가락이나 발가락 끝에 있는 말초혈관까지 충분히 혈액이 공급되려면 혈류 상태가 맑고 깨끗해야 하며, 혈액이 순조롭게 흐르도록 혈관이 잘 이완되어야 한다.

혈액이 말초까지 잘 공급된다는 것은 산소와 영양이 잘 전달된다는 의미다. 그래서 당뇨 환자들의 경우 손발 끝에 상처가 생기면 상처 조직이 괴사하는 등, 말초 순환에 장애가 나타난다.

스트레스를 받으면 교감신경이 항진되고 혈관은 수축한다. 그러면 혈액이 흐르는 길이 좁아져서 순환에 장애가 생기고 혈압이 올라가게 된다. 따라서 운동하지 않고 기름진 음식을 많이 먹는 사람은 혈관 탄력성이 떨어지고 혈류가 원활하게 흐르지 못하여 고지혈증이 생기게 된다.

부교감이 안정되면 혈압이 안정된다

혈액순환에 문제가 있는 사람들은 보통 약에 의존하는 경우가 많으며 생활 습관을 고치려고 노력하지는 않는다. 이렇게 생활 개선이 없이 약만 먹게 되면 당장은 손쉽게 혈압과 고지혈 수치가 내려가는 것처럼 느껴진다. 하지만 점차 신체가 요구하는 약의 용량은 늘어나는 반면, 정작 필요한 혈관 개선의 기회는 물 건너가 버린다. 따라서 약을 먹는 중이라도 건강한 몸으로 바꾸기 위한 노력을 해야 한다. 그렇게 해야 약을 줄이거나 끊을 수도 있다.

교감신경이 항진된 사람의 혈액을 살펴보면 산소를 세포에 공급하는 역할을 하는 적혈구가 파괴되어 있음을 알 수 있다. 혈액은 물론이고 산소와 영양조차 말초혈관까지 제대로 전달하지 못하게 된 것이다.

반대로 부교감신경이 활성화되어 자율신경의 균형이 잘 유지되는 사람은 혈액 내의 적혈구가 건강하고 사지 말단까지 혈액과 산소 공급이 원활하게 이루어진다. 따라서 손발이 항상 따뜻하고 머리는 시원하면서 맑으며, 혈액 순환이 순조롭고 근육도 부드럽다. 이처럼 부교감신경을 활성화한다는 것은 곧 혈행이 좋아지고 대사 순환이 원활해지며 몸이 따뜻해진다는 것을 의미한다.

그래서 스트레스를 좀 받더라도, 부교감신경이 건강하면 금세 혈압이 안정되고 근육 긴장도 정상으로 회복된다. 소화도 잘되고 잠도 잘 온다. 이처럼 자율신경의 균형은 혈액순환과 혈류의 문제를 해결해주기 때문에 결국은 온몸 건강의 근원이 되는 것이다.

부교감 활성에 해가 되는 음식

• 카페인: 카페인은 교감신경을 자극해서 뇌를 각성시키고 혈관을 수축시키며, 심장을 두근거리게 하고 이뇨작용을 일으킨다. 따라서 교감신경이 항진된 사람이 카페인 음료를 마시면 증상이 더 심해진다. 커피 외에도 홍차, 녹차, 콜라 등에는 다량 또는 소량의 카페인이 함유되어 있으니 주의해야 한다.

• 술: 술은 중추신경계를 마비시키고 교감신경을 흥분하게 만들며, 수면의 질을 떨어뜨려 만성피로를 유발한다. 또한 음주 후 알코올이 분해되는 과정에서 탈수 현상이 일어나게 만들어 신체의 전해질 균형을 깨뜨리고 자율신경의 불균형을 초래한다.

소량의 알코올은 혈관을 확장하고 기분을 좋게 만든다. 하지만 반대로 술이 깰 때 비록 소량일지라도 탈수를 동반하게 하며, 잠이 들었다가도 깨게 만드는 등 수면 유지를 방해한다. 흔히 교감신경 긴장 상태를 풀기 위해 스트레스 해소용으로 술 한 잔을 찾는 경우가 있지만, 결과적으로 음주는 교감신경 항진을 더 악화시키는 행위이므로 섭취를 자제하는 것이 현명하다.

• 항생제: 쉽게 접할 수 있는 항생제 성분은 세균뿐 아니라 유익한 장내 미

생물에게도 해를 끼친다. 항생제를 복용했을 때 설사가 나오는 것은 바로 장내 유익균이 감소하기 때문이다.

인체 면역세포의 70%는 장 속에 있다. 따라서 장내 유산균은 면역력과 직접적인 관련이 있다. 면역세포의 균형이 깨지면 교감신경과 부교감신경의 균형에도 영향을 끼치는데, 항생제 내성으로 몸의 자율신경계가 망가지면 면역력도 따라서 급감하고 각종 질병으로부터의 회복력이 저하된다. 따라서 꼭 필요한 상황이 아니라면 자율신경의 균형을 위해서라도 항생제 복용을 피하는 것이 좋다.

• **인공 식품 첨가물**: 화학조미료, 합성착색료, 합성보존료, 감미료, 착향료, 방부제, 인공색소 등 인공 첨가물은 교감신경을 항진시켜 면역력을 떨어뜨리고 만성염증을 유발한다. 혈액의 흐름을 나빠지게 하고 신진대사를 떨어뜨리는 주범인 인공 식품 첨가물은 가공식품에 많이 함유되어 있다. 그러므로 식품 첨가물이 포함되지 않은 건강하고 담백한 맛의 자연식품을 섭취하는 것이 자율신경 건강을 지키는 비결이다.

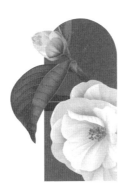

3장

젊음을 좌우하는 힘

———————————————————— 면역력

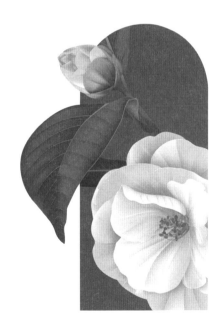

자율신경이 약하면
면역력도 떨어져

면역력이 바닥인 사람들

A는 얼굴에서 특히나 땀을 심하게 흘려 밥조차 마음 편히 먹을 수 없다. 등을 비롯한 온몸에 한기가 들고 시리기 때문에 겨울에는 두꺼운 패딩 속에 여러 겹의 스웨터를 껴입어야 외출할 수 있다. 손발은 늘 시리지만 얼굴과 눈에서는 열감이 느껴진다. 잠도 푹 자 본 적이 없으며, 일 년 내내 감기를 달고 산다. 서면 앉고 싶고 앉으면 눕고 싶은 만성피로에 항상 시달린다.

B는 몇 년 동안 직장을 구하지 못해 낮에는 구직 활동, 밤에는 PC방에서 게임에 열중하는 생활을 반복하고 있다. 늘 어깨와 목덜미가 뻐근하고, 얼굴과 눈에서는 열감이 느껴지며 늘 피곤하다. 비염, 편도염, 손가락 관절염, 요도염, 피부염 등등, 여기저기 염증이 없는 곳이 없으며 약을 먹어도 도무지 낫지를 않는다.

C는 계절마다 어김없이 감기를 앓는다. 게다가 감기가 시작되면 처음 하루 이틀은 앓아누울 정도로 증상이 심하고, 그 후에도 3~4주 동안 증상이 지속된다. 잦은 감기 때문에 자나 깨나 걱정이다.

D는 별명이 염공주다. 비염, 인후염, 피부염, 방광염, 질염, 관절염 등 염증이 안 생기는 날이 없어, 친구들이 '염증+공주'라는 의미로 지어주었다. 염증이 생기면 항생제나 소염제를 먹는데, 예전에는 며칠만 먹으면 잠잠해지던 염증들이 이제는 2주 이상을 먹어도 나아지질 않는다. 최근에는 소염제를 한 달 이상 먹기까지 했다. 매일 설사에 소화불량까지 겹치는데, 소염제를 너무 오래 먹어서 그런가 하는 생각이 들었다.

A, B, C, D 네 사람의 이야기 중에 하나라도 내 이야기인가 생각될 정도로 비슷한 증상을 가지고 있다면, 당신의 면역력은 이미 바닥이라는 의미다.

면역력을 쉽게 체크 할 수 있는 방법

우선 최근 6개월 동안 구내염, 편도염, 상기도감염(감기), 질염, 방광염, 장염 등 각종 크고 작은 염증이 얼마나 자주 발생했는지 점검해 보자. 그리고 다음에는 면역력을 해치는 습관이 얼마나 있는지 체크하도록 하자.

면역력을 가장 많이 해치는 술, 담배, 심각한 스트레스, 영양의 불균형, 운동부족 등의 습관이 있다면, 다른 이들에 비해 면역력이 쉽게 떨어지고 회복되는 시간도 오래 걸린다.

면역 상태 진단 항목 20가지

- 그렇다(2점), 그저 그렇다(1점), 아니다(0점)

1. 아침에 일어나기 힘들다.
2. 자고 일어났는데 개운하지 않다.
3. 종일 지친 느낌이고 몸이 무겁다.
4. 감기에 쉽게 걸리고 낫는 데 오래 걸린다.
5. 체력이 떨어진 것을 느낀다.
6. 특별한 이유 없이 피곤하다.
7. 스트레스가 아주 심하다.
8. 예전에 비해 끈기가 현저히 떨어진다.
9. 업무에 집중하기 힘들다.
10. 우울감이 지속된다.
11. 생활 리듬이 불규칙하다.
12. 구내염, 질염, 방광염 등 염증 질환이 자주 생긴다.
13. 상처가 잘 생기고 오래 간다.
14. 배탈 설사가 자주 생긴다.
15. 고혈압, 당뇨, 신장 질환을 앓고 있다.
16. 술을 자주 마신다.
17. 담배를 자주 피운다.
18. 한 끼 때우는 식사를 자주 한다.
19. 하루 중에 햇볕을 보고 걷는 시간이 30분을 넘지 않는다.
20. 부모나 형제 중에 고혈압, 당뇨, 암 질환을 앓는 사람이 있다.

- 총점이 30점 이상: 면역력이 바닥인 상태

바이러스에 매우 취약하니 각별한 주의와 예방대책이 필요하다. 면역 보강을 위해 깊은 관심을 가져야 하며, 면역력과 관련이 깊은 부교감신경을 활성화할 방법을 적극적으로 찾아보아야 한다.

- 총점 20-29점: 면역력이 약한 상태

바이러스에 안전하지 못하니 충분히 영양을 섭취하고 수면 시간을 늘리는 등, 면역력을 보충할 수 있는 방법을 찾는 것이 좋다.

- 총점 10-19점: 면역력이 안정적인 상태

현재의 면역 상태를 잘 유지하도록 신경 쓰면 된다.

- 총점 0-9점: 면역력이 최고인 상태

현재의 생활 습관을 잘 유지하면 된다.

자율신경은 면역력과 직접적인 관계가 있다

교감신경이 항진되면 면역을 담당하는 백혈구 속 과립구가 늘어난다. 과립구는 적절한 숫자가 유지되면 몸에 해로운 세균을 잡아먹는 역할을 하지만, 너무 많이 늘어나면 인체에 유익한 균까지 모두 잡아먹는다. 결국 염증에 취약한 몸이 되어 면역력이 떨어지고 각종 염증이 발생하게 된다.

이와 반대로 부교감신경이 항진되면 백혈구 속의 림프구가 늘어난다. 림프구가 지나치게 많아지면 항원에 민감하게 반응해서 면역 반응이 일어나 알레르기가 발생한다.

결국 교감신경과 부교감신경 중 서로 어느 쪽이 더 항진됨 없이 균형을 잘 유지해야 염증도, 알레르기도 없는 건강한 면역 상태가 이뤄지는 것이다. 가볍게는 감기부터 중하게는 암까지, 모든 질병은 면역력 저하에서 발생한다. 자율신경의 균형은 바로 이 면역력을 좌우하는 기준이 된다.

4가지 징조로 면역력을 알 수 있다

몸을 지켜주는 방위군이 바로 체내 면역력이다. 외부 바이러스 침입으로 인한 감염이나 염증이 쉽게 생기는 것, 중증으로 악화하는 것 모두 면역력과 관련이 있다.

면역력은 노년으로 갈수록 떨어진다는 생각이 일반적이지만, 진료실에서 환자들을 만나보면 면역력이 나이와 꼭 반비례하지는 않는 듯하다. 20대에도 70대의 면역력을 가지고 있는 사람이 있고, 70대에도 40대의 면역력을 유지하는 사람이 있다. 면역력이 충분하면 바이러스에 잘 감염되지 않고 설령 감염되더라도 쉽게 치료되니, 바이러스 감염을 걱정하기보다는 면역력이 떨어지지 않도록 주의하는 것이 더 중요하다.

툭하면 감기

면역력이 낮다는 것은 감기에 얼마나 자주 걸리느냐를 살펴보면 쉽게 알 수 있다. 감기는 독감과 달라서 예방주사가 없다. 나았다 싶으면 또 걸리는 사람은 감기뿐 아니라 각종 염증은 물론 창궐하는 바이러스 감염에도 취약하다. 게다가 감기를 매번 소염 항생제로 다스리면 면역력이 점점 더 떨어지고 결과적으로 감기에 더욱 취약해지니, 이런 악순환을 깨뜨리기 위해서라도 항생제 없이 치유하는 방법을 스스로 터득하는 것이 좋다.

한의학에서는 환자의 정기(正氣: 본디 가지고 있는 원기)를 북돋아 주거나 바로잡아주는 한약을 처방하고, 붓고 열나는 편도, 부비동의 염증을 가라앉히거나 면역력을 보강하는 약침으로 감기를 치료한다. 이는 항생제 없이 감기를 나을 수 있도록 하는 것으로, 치료 후에 몸이 더 좋아지게 돕는 방법이기도 하다.

한 달 이상 가는 감기

면역력이 없는 사람은 감기에 한 번 걸리면 오래가고 또 심하게 앓는다. 만약 감기 증상이 한 달 이상 지속된다면 면역력이 바닥이라는 증거다. 게다가 감기에 걸린 사이에 다양한 증상들이 평범한 감기의 수준을 넘어서게 된다. 코감기는 부비동염이나 비염으로, 기침감기는 기관지염으로, 목감기는 목이 붓고 열나고 쉰 목소리가 나는 인후염으로 악화하는 것이다. 특히 노약자가 한 달 이상 감기를 앓게 되면 호흡기 계통의 염증 질환으로 발전하게 될 수 있으니 각별하게 주의해야 한다.

한 달 이상 지속되는 감기는 항생제로도 증상을 잡기 힘들다. 이런 경우는 몸의 기력을 돕고 면역력을 회복하는 한약 처방이나 전신면역약침 또는 산삼보양약침 등 기운을 보강하는 약침으로 기력을 회복시켜야 한다.

신체 곳곳의 다양한 염증

면역력이 저하되면 염증을 잡아주는 면역세포가 줄어들기 때문에 신체 곳곳에 세균이나 바이러스가 쉽게 침범하여 간단히 퍼진다. 만약 지루성

피부염이나 편도염, 비염, 입술에 수포가 생기는 헤르페스성 구내염, 피부
봉와직염, 장염, 생식기 헤르페스 발진, 세균성 피부염, 요도염(오줌소
태), 질염 등 머리부터 발끝까지 다양한 염증으로 고통받고 있다면 이미
면역력이 바닥이라는 증거다.

자율신경실조로 인해 교감신경은 항진되고 부교감신경은 제 역할을 하
지 못한다. 부교감신경은 면역력과 깊은 관련이 있다. 허약한 사람들이 각
종 염증에 시달리게 되는 이유도 바로 부교감신경이 할 일을 제대로 해내
지 못하기 때문이다. 이렇게 다양한 염증들을 항생제로 모두 잡아내는 것
은 불가능하며, 또 그렇게 해서도 안 된다.

대상포진 발생

대상포진은 일종의 바이러스성 질환으로, 예전에는 면역력이 약한 노인
에게서 많이 발생하던 질환이었지만 지금은 젊은 층이나 중장년층에서도
심심찮게 발생한다. 많은 이들이 평소에 항생제와 소염제를 쉽게 사용하
고, 만성적 피로 누적 상태이며, 신체 리듬이 깨져 자율신경의 불균형이 심
해졌기 때문이다.

대상포진은 어릴 때 앓았던 수두 바이러스가 숨어 있다가 성인이 되어
면역력이 떨어졌을 때 척추신경절을 따라 다시 활동하면서 나타나는 병이
다. 대상포진이 발생하면 붉은 수포가 띠처럼 한 줄로 생기면서 근육통을
유발한다. 일단 대상포진이 생겼다면 면역력에 적신호가 왔다는 것으로
받아들이고, 면역력을 보강하는 데 한동안 집중해야 한다. 한번 터진 둑을
제대로 손보지 않으면 훗날 연쇄적으로 터질 때 대처할 방법이 없듯이, 대

상포진이 발생한 이력이 있다면 지금이라도 면역력 저하에 대한 대책을 제대로 세워야 한다. 그래야 다음 질환이 찾아오지 않는다.

면역력을 높이려면

　면역력은 외부로부터 들어온 이물질에 대한 인체 방어 시스템으로, 세균, 바이러스, 병원균 등의 이물질이 몸 안으로 침투하지 못하게 막거나, 몸 안에 들어온 이물질의 힘을 약화하는 힘을 말한다. 조금만 추워도 감기에 걸리는 사람이 있는가 하면 일 년 내내 감기 한번 앓지 않고 지나가는 사람이 있는데, 그 차이는 바로 면역력이다. 면역력은 이처럼 감염이나 염증으로부터 몸을 보호하는 시스템이다. 외부에서 침입하는 바이러스나 염증 등을 무찔러 내부로 들어오지 못하게 막으니 일종의 군대와 같고, 내부에 있는 염증이나 이물질을 가려내어 정상세포를 보호하니 내 몸 안의 경찰이기도 하다. 감기부터 암까지 모든 병의 시작과 치료, 그리고 재발 여부는 면역력을 얼마나 잘 지키고 높이느냐에 달려 있다.

몸을 지켜주는 군대, 면역

우리 몸에서는 암세포가 쉴 새 없이 돌연변이를 만들어내지만, 건강한 사람에게는 면역 시스템이라는 군대와 경찰이 있어 곧바로 암세포를 걸러내고 차단한다. 하지만 이 면역 시스템이 약한 사람은 매일 생성되는 암세포를 감당할 힘이 없다. 그런 사람의 몸에서는 암세포들이 모이고 쌓여서 종양이 되고, 곧 온몸에 퍼지게 된다.

감기나 기타 바이러스도 마찬가지다. 건강한 면역 시스템을 가지고 있는 사람은 이들이 몸속으로 들어오지 못하도록 잘 차단한다. 설령 이미 들어온 염증과 바이러스라도 빨리 찾아내어 쫓아내 버린다. 증상이 악화하여 약을 쓴다 해도 가벼운 감기약으로 조금만 몸을 도와주면 된다. 그러면 하루 이틀만 지나도 깨끗이 낫게 된다.

그러나 면역력이 약한 사람은 다르다. 몸을 지켜주는 군대도 없고, 이물질을 찾아내 가려내는 경찰도 없다. 이러한 사람의 몸은 마치 무법천지 세상과 같아서, 바이러스가 서식하기에 딱 좋은 숙주가 되는 것이다.

한의학에서는 예로부터 정기(正氣: 바른 기운, 면역력)와 사기(邪氣: 나쁜 기운, 병균)가 싸울 때, 정기가 강하면 사기가 물러나고, 정기가 약하면 사기가 번성한다고 보았다. 따라서 어떤 질병이든(특히 전염병이 돌 때는 더욱) 반드시 정기를 강하게 돋워야 한다고 말한다. 이를 위해 정기를 북돋는 예방적 처방으로, 병이 생기기 전인 미병(未病) 단계에서 치료가 되게 한다. 그것이 바로 보약, 공진단, 산삼, 경옥고 등을 활용해서 체력을 보충하고 원기를 보강하는 것으로, 예방의학적인 '치미병(治未病)'의 묘미를 살리는 것이다.

이 같은 치미병의 묘미를 잘 살리는 약재로는 산삼이 으뜸이다. 산삼에는 항암, 항노화, 면역력 향상에 효능이 있는 진세노사이드, 플라보노이드, 폴리페놀 등이 풍부하게 들어 있고 인삼의 10배에 달하는 사포닌을 함유하고 있어 예로부터 최고의 면역력 약재로 인정받고 있다. 산삼보양약침이란 산삼과 보기 보양 약재를 초미분화 공법을 이용해서 증류시킨 뒤 그 증류액을 경혈 자리에 주입하는 방법이다. 특히 면역 체계를 자극해서 면역 기능을 조절하고 강화하는 역할을 하며, 그 외에도 피로 개선 및 체력 회복, 또 우울증이나 불면증의 개선 효과에 탁월하다.

면역력을 높이는 습관들

•밤 11시~새벽 3시에는 깊이 자야 한다: 밤 11시부터 새벽 3시까지는 면역력을 강화하는 호르몬인 멜라토닌이 분비됨과 동시에 면역세포(T임파구)가 가장 많이 활동한다. 즉, 면역 활동이 최고점에 이르는 시간대라고 할 수 있다. 그러니 이 시간대에 가장 깊은 수면 상태에 있어야 한다. 그런데 이 시간에 잠을 자지 않고 깨어있으면 호르몬의 불균형이 생겨 면역력이 저하된다. 따라서 밤에는 자고 낮에는 깨어있는 생활을 하는 것이 면역력을 만드는 데 필수적이다. 반대로 밤새 TV를 보거나 PC 화면을 보면서 잠들지 않는 습관은 바이러스 침입이 쉬운 몸을 만든다.

•배를 따뜻하게: 배가 따뜻하면 손발과 더불어 몸도 따뜻해져서 장운동이 활발해질 뿐 아니라 혈액순환에도 도움이 되고 면역력이 향상된다. 바이

러스는 주로 체온이 낮고 혈액순환이 안 되는 약한 몸을 공격한다. 항상 배와 몸을 따뜻하게 유지하면 혈액순환도 잘 되고 면역력도 올라간다.

• 비타민 D는 면역 시스템을 만들어준다: 햇볕 아래에서 걷거나 활동할 때 만들어지는 비타민 D는 면역 시스템을 강화하여 몸속의 바이러스나 세균 침입에 대항하여 싸우는 힘을 키워준다. 무엇보다 낮에 햇볕을 쬐면 밤에 수면 호르몬인 멜라토닌 분비가 활성화되어 깊은 잠을 잘 수 있다. 또한 햇볕은 정신건강에도 영향을 끼쳐 우울감을 줄여준다.

• 웃고 웃고 또 웃자: 웃음은 인체 자율신경계 중 부교감신경을 자극해서 긴장을 완화하고 마음을 편안하게 유지하도록 도와준다. 그래서 웃으면 혈압도 떨어지고 소화가 잘되며, 식욕이 좋아질 뿐 아니라 체내 면역 기능을 담당하는 NK 세포도 활성화된다. 게다가 코르티솔, 도파민 등 스트레스 호르몬의 분비는 감소하고 엔도르핀은 증가하여 면역력이 상승하는 긍정적인 변화가 일어난다.

• 진통소염제, 항생제는 가급적 피한다: 소염제나 항생제는 할 수만 있다면 피하는 것이 상책이다. 조금만 아파도 진통제, 조금만 부어도 소염제나 항생제를 찾다 보면 우리 몸의 면역력은 자꾸 떨어진다. 당장 편해지는 약을 찾기보다는 면역력을 유지하면서 증상을 완화할 수 있는 대체요법이나 자연친화적인 방법을 먼저 찾아보길 권한다.

면역에 좋은 음식들

• 발효음식: 음식이 발효되는 과정에서 생기는 발효균은 면역력을 높이는 데 매우 중요하다. 된장을 비롯해 고추장과 청국장, 낫또, 김치, 젓갈, 요구르트 등 발효음식에는 발효미생물이 들어있다. 발효 숙성 과정에서 생기는 젖산균, 고초균, 유산균 등의 발효미생물은 항암, 항노화, 항혈전, 면역 증강 등의 효과가 높다. 그래서 김치, 된장, 간장 등 발효음식은 면역력 향상에 도움이 되는 슈퍼 푸드로 인정받는다. 실제로 서양에서는 대표적인 슬로우 푸드로 인기가 있다.

• 녹차: 녹차의 카테킨 성분은 바이러스 표면에 달라붙어 활동을 저지시키며 체내 세포가 바이러스에 감염되는 것을 막는 코팅제 역할을 한다. 또한 녹차 속에 다량 함유된 비타민 C는 과로나 스트레스로 피로해진 몸을 풀어주는 역할을 한다.

• 파이토케미컬(phytochemical): 식물 속에 들어있는 천연물질로 녹색, 적색, 황색, 백색, 흑색 식물 속에 들어있는, 항산화, 항염, 해독 효능이 있는 색소다. 식물은 성장하면서 외부로부터 자신을 지키기 위해 천연색소를 만들어내어 스스로 면역력을 갖추는데, 블루베리와 포도의 안토시아닌, 토마토의 라이코펜, 버섯의 베타글루칸 등 식물의 색깔 속에는 사람의 면역력을 보충해주는 비밀이 있다.

• **따뜻한 음식**: 체온이 따뜻한 사람은 차가운 사람보다 면역 시스템이 튼튼하다. 따라서 차가운 음식보다는 따뜻한 음식을 먹는 것이 면역력 향상에도 도움이 된다. 특히 아침 식사는 따뜻하면서 위장에 부담이 적은 음식을 섭취하는 것이 좋다.

• **천연식품**: 같은 비타민 C라도 알약보다는 레몬, 귤 등 천연식품으로 섭취하는 것이 훨씬 좋다. 천연식품에는 비타민 C 외에도 피로회복에 도움이 되는 과당은 물론 미네랄, 섬유소, 기타 다양한 비타민들이 풍부하게 들어있기 때문이다. 특히 면역력 향상을 위해 영양을 보충하거나 필요 영양소를 섭취하려는 것이라면 반드시 가공되지 않은 천연식품 자체를 먹도록 하라.

• **로컬푸드**: 반경 50km 이내에서 생산된 믿을 수 있는 친환경 지역농산물을 말한다. 이들은 장거리 운송 과정을 거치지 않아 신선도가 극대화된 식품이다. 농산물 직거래 등을 통해 유통 과정이 짧고 안전한 농산물이어서 신선할 뿐 아니라 영양가도 높다. 맛이 좋은 것은 덤이다. 이처럼 신선한 먹거리는 면역력을 높이는 기초가 된다.

노화의 지름길, 만성염증

염증을 달고 사는 사람들

B 씨는 늘 피곤하여 잠을 자도 잔 것 같지 않으며, 일 년의 절반은 감기를 달고 산다. 잇몸엔 항상 염증이 나 있고 방광염, 질염, 편도염, 피부염 등 다양한 염증들로 늘 불편함을 느낀다. 이미 병원에서 여러 차례 항생제를 처방받아 왔으나 해마다 약의 용량만 늘어날 뿐 염증이 재발하기는 마찬가지다.

그러다 가까운 한의원을 방문하고서 항생제 복용으로는 만성염증의 치료가 어렵다는 이야기를 들었다. 고심 끝에 B 씨는 생활 습관을 바꾸기로 결심했다. 우선, 불규칙적으로 복용했던 병원 약을 끊고 규칙적인 생활과 함께 영양가가 높은 다양한 음식을 챙겨 먹기 시작했다. 이후 B 씨는 컨디션이 좋아졌으며 숙면할 수 있게 되었다.

C 씨는 잦은 질염으로 매번 산부인과에서 치료받고 있다. 예전에는 주사

를 맞고 항생제만 며칠 먹어도 염증이 쉽게 나았지만, 이제는 좀처럼 낫지를 않는다. 질염이 너무 자주 생겨 일 년 내내 염증 상태라고 봐도 될 정도다. 일 년 내내 약을 달고 살 수도 없고, 그렇다고 염증을 치료하지 않고 놔두자니 불안하기만 하다. 염증이 심해질 때는 생활 자체가 불편할 정도로, 냉이 많아지고 통증까지 느껴져서 치료를 안 할 수도 없다.

우리 몸은 세균이나 각종 바이러스의 침입 등 외부의 공격을 받으면 이 외부 세력을 방어하기 위해 싸우게 되는데, 이 방어 반응이 곧 염증이다. 급성일 때는 염증 부위가 붓고, 조직이 붉어지며, 삼출액이 나오면서 통증이 생기고 열이 발생하는 등 눈에 띄는 반응이 생긴다. 몸의 모든 부위에서 염증이 생길 수 있으며, 이러한 염증은 세균이나 바이러스 감염 등의 원인으로 몸속에 내과, 외과 구별 없이 각종 질병을 유발한다.

중이염, 부비동염, 구내염, 편도염, 인후염, 후두염, 위염, 늑막염, 기관지염, 폐렴, 간염, 십이지장염, 대장염, 난소염, 전립선염, 질염, 방광염, 골반염, 신우염, 관절염 등, 우리 몸의 모든 기관에는 염증이 발생할 수 있다. 그뿐만 아니라 이질, 매독, 결핵 같은 전염성 질환도 모두 염증 때문에 발생한다. 염증은 외부의 물리적 자극에 의한 상처 때문에 발생하기도 하지만 감염에 취약해진 신체에 세균이나 바이러스가 침투하여 생겨나는 경우가 가장 많다.

만성염증이 무서운 이유

만성염증은 우리가 알고 있는 열감, 부기, 통증과 같은 일반적인 염증과는 다르다. 만성염증은 평소 면역력이 저하된 사람에게 나타나는데, 특별한 외형상의 변화나 특정한 증상도 없이 서서히 온몸에 퍼지게 된다. 만성염증은 외부로부터의 감염이 없더라도 면역세포가 사이토카인과 같은 강력한 염증 물질을 계속 생성하면서 서서히 쌓여간다. 눈에 띄는 증상도 없이 전신에 조용히 염증 물질을 쌓아가면서, 신체 면역력이 떨어지기만을 기다렸다가 때가 되면 복합적이고도 다양한 증상들을 일으킨다. 말하자면 소리 없는 만병의 씨앗이 되는 것이다.

전신에 염증 물질이 쌓여있는 사람은 늘 피곤하다. 또한 체중이 쉽게 늘어나고 잘 빠지지 않는다. 한 가지 염증이 발생한 상태에서 다양한 염증으로 쉽게 발전하기 때문에 온몸 이곳저곳에 생긴 염증반응으로 하루도 편할 날이 없다. 특히 수면의 질이 나쁘거나 수면 시간이 충분하지 않아 늘 피로한 상태라면 염증 물질이 더욱 빨리 쌓인다. 장기적으로는 염증으로 인해 손상된 혈관 내피에 혈전이 쌓이면서 뇌졸중이나 심근경색의 위험이 커진다. 결국 염증은 생명과도 직결한다고 봐도 좋다.

만성염증은 그 증상이 복합적이며 전신적인 증상을 나타낸다. 지속적인 피로, 불면, 우울, 불안, 열, 구강염증, 발진, 복통, 가슴 통증, 변비, 설사, 위산 역류, 비만, 잦은 감염, 염증성 장 질환 등이 수개월 또는 수년 동안 지속되는 양상을 보인다. 몸속에서 조용히 쌓인 염증 물질은 미세혈관과 신경을 훼손시켜 각종 통증과 당뇨 합병증을 유발하고, 고혈압 등의 대사성 질환을 악화시킨다. 그뿐만 아니라 염증성 장 질환을 악화시키고, 심근경색 등 심혈관계 질환의 위험도를 증폭시키는 원인이 된다. 무엇보다 만성염증은 여러 가지 만성 질병을 빠르게 악화시켜 결국 암으로 진행하게 한다는 연구 결과가 있다. 따라서 만성염증은 암을 유발하는 원인이라고 봐야 한다.

만성염증에서 벗어나려면

만성염증이 생기게 되는 요건은 노화, 활성산소, 내장 체지방 증가, 포화지방, 트랜스 지방, 정제된 밀가루, 흰 설탕, 흡연, 낮은 성호르몬 수치, 스트레스, 수면 부족 등 매우 다양하며 이러한 조건들은 당연히 면역력과 반비례한다.

만성염증이 있으면 삶의 질이 몹시 떨어지기 때문에 평소에 꾸준하게 관리하는 것이 중요하다. 모든 면에서 면역력이 떨어지지 않도록 건강한 식재료를 기본에 충실한 방법으로 먹고, 수면 시간과 활동 시간을 정확히 지키며, 생체 리듬을 바로 잡는 등 생활 습관과 식습관을 하나하나 고쳐나가는 노력이 필요하다.

장기적이고 전신(全身)적인 염증이 지속될 때 소염제나 항생제만으로는 염증반응을 해결하기 어렵다. 염증을 해결하는 한편, 염증반응이 생기지 않게 면역력을 올릴 수 있는 치료가 필요한데, 한의학에서는 이 두 가지에 모두 집중하는 치료가 가능하다.

국소 염증의 경우, 소염약침, 봉약침 등의 약침 치료를 통해 국소 부위의 염증에 천연 약재 추출물 치료와 침 치료를 동시에 행한다. 만성염증의 경우 면역을 올리고 자율신경의 균형을 회복해 염증반응을 스스로 억제할 수 있도록 돕는 전신면역약침, 순환약침 등을 시술함과 동시에, 다양한 한약을 처방해서 염증반응 자체가 일어나지 않도록 치료한다.

염증,
먹지 말아야 할 것과 먹어야 할 것!

먹지 말아야 할 것

• 가공식품: 공장에서 여러 가지 가공을 거쳐 규격화되고 보관이 용이하게 포장되어 나온 제품들이 바로 가공식품이다. 라면, 햇반, 캔에 든 음식, 각종 음료수, 비닐 포장 음식 등이 가공식품에 해당하는데, 이런 식품들에 빠지지 않고 들어가는 것이 색소제, 방부제, 유화제, 고농도의 나트륨, 각종 첨가제들이다. 이런 첨가제들은 혈액 속의 염증 수치를 올리고 장내 미생물의 환경을 나빠지게 만들기 때문에 만성염증을 유발함은 물론, 염증이 낫지 않는 몸을 만든다. 결국 가공식품을 먹지 않으려면, 신선한 야채와 과일의 섭취량을 늘려야 한다.

• 정제된 곡물: 밀가루, 흰쌀과 같은 정제된 곡물은 여러 공정 과정을 거쳐

면서 배젖, 배아, 그리고 각종 영양 성분이 빠져나간 것은 물론, 당 지수가 높아 혈당을 빠르게 올려 비만을 일으키는 원인이 된다. 현미, 통밀과 같은 통곡물로 만든 음식은 혈액 속 염증을 줄여줄 뿐 아니라 영양적인 면에서도 우수하다. 식이섬유가 풍부해서 노폐물을 제거하고, 장내 미생물 환경도 좋아지게 만들어 배변이 잘되도록 돕는다.

• 지방: 쿠키, 도넛, 페이스트리, 과자, 튀김, 케이크 등 마가린이나 쇼트닝을 사용한 식품들, 그리고 햄버거 패티, 기름기 많은 육류음식, 핫도그, 햄 등의 동물성 지방에 많은 포화지방이나 트랜스 지방은 혈중 염증 농도를 높여 각종 염증 질환, 비만을 일으키는 주요 요인이다. 한편, 옥수수기름, 해바라기기름, 콩기름 이외에 기타 식물성 기름에 들어있는 오메가6 지방 역시 수치를 높여 각종 염증을 유발하는 원인으로 꼽힌다.

• 알코올: 알코올 섭취량이 늘어나는 만큼 염증은 늘어난다. 알코올은 체내에 들어와 아세트알데히드 성분으로 바뀌게 되는데, 이 성분은 체내 염증을 유발하며, 각종 염증을 비롯해 대사성 질환을 일으키는 원인이 된다. 특히 알코올로 인한 염증은 피부, 장, 콩팥, 뇌 등 전신을 아우르는 데다, 혈액 속 알코올 수치는 염증 발생과 비례한다. 따라서 만성염증이 있는 사람은 알코올 섭취를 금하는 것이 옳다.

먹어야할것

• **신선한 음식:** 만성염증을 효과적으로 막아주는 음식은 신선한 과일, 버섯류, 베리류, 마늘, 다양한 야채 그리고 통곡물 종류다. 물론 집에서 밥을 먹더라도 배달음식이나 간편식만을 찾으면 답이 없다. 반면에 외부에서 음식을 해결하더라도 가공하지 않은 신선한 재료의 음식을 먹는다면 건강에 위해가 되지 않는다. 결국 건강이란 자신이 선택하고 먹은 음식에서 판가름 나는 셈이다.

• **노니 열매:** 노니 열매는 항염 성분이 풍부해서 염증 치료와 예방에 도움이 된다. 노니 열매에 들어있는 스코폴레틴 성분은 소염, 항염, 항암, 진통 효과가 뛰어나고, 혈관의 확장을 도와 혈액순환을 돕는다. 그뿐만 아니라 노니의 프로제로닌 성분은 세포 재생이 잘되도록 돕고 활성산소를 줄여주는 등 항산화 효능도 탁월하다.

[복용법] 노니 열매는 특유의 냄새와 쓴맛이 있어서 열매 자체를 날것으로 먹기 힘드니 주스 혹은 차로 먹는 것이 좋다. 또한 과하게 섭취하면 설사나 복통을 일으키기 쉬우므로 하루 1~2잔 정도만 마시는 것이 좋다.

• **강황:** 강황 속 커큐민은 폴리페놀 성분으로 강력한 항염증 효능을 가지고 있어 혈액 속 염증 물질을 감소시킨다. 게다가 강황은 항염 효능 외에도 항산화, 항암효과까지 있어 암 환자들에게도 도움이 되는 약재다. 한의에서 '울금(鬱金)'이라는 한약으로 사용하고 있는 강황은 실제로 관절염증 치료에 많이 처방하고 있는 약재 중 하나다. 뿐만 아니라 강황은 간 기능을 개

선하고 해독하는 효과도 있어서 간염, 지방간 등의 질환에도 도움이 된다.

[복용법] 강황 가루를 티스푼으로 한 숟갈씩 우유나 두유에 타서 마시거나 밥을 지을 때 넣어서 먹으면 된다.

• 콩: 콩 속에는 항산화 성분의 일종인 이소플라본이 풍부한데, 이 성분은 항암 효과와 항염 효과가 뛰어나다. 또한 이소플라본에는 혈중 콜레스테롤을 낮추는 효과도 있어 만성염증이 있을 때 꾸준히 먹으면 도움이 된다. 이소플라본은 특히 두부로 만들었을 때 함유량이 가장 높다.

4장

건강의 바로미터

— 몸

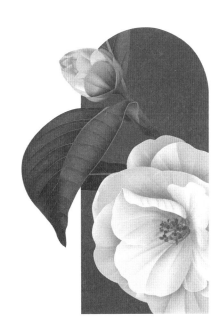

몸을 먼저 만들어라

치료에 앞서, 누구나 몸이 먼저 만들어져야 한다는 것은 잘 안다. 그러나 막상 치료를 시작하면 몸 만드는 것은 뒷전이고 급한 증상부터 먼저 해결하는 일에 매달리게 되는 것이 사람 마음이다. 여러 가지 증상들이 한꺼번에 몰려와 몸이 형편없이 나빠지는 바람에 괴로움을 느끼면 마음이 급해지기 때문이다.

그러나 간단하게는 감기부터, 심하게는 중증 암이나 뇌혈관질환, 심혈관질환까지 모든 치료의 이치는 같다. 몸이 만들어지면 치료가 잘 된다는 것이다.

몸을 먼저 만들어야 하는 이유

자율신경기능에 문제가 있는 환자들 대부분은 얼굴 열감, 눈 열감, 가슴 답답, 어지러움, 발 시림, 온몸의 이름 모를 통증, 입 마름, 설사 또는 변비, 만성 소화장애, 호흡곤란, 심장 두근거림 등등 아주 복잡하고 다양한 증상들을 호소한다. 종합적인 증상들로 잠도 못 자고 숨도 잘 못 쉬며, 춥고 떨리고 시리다 보니 사는 게 사는 게 아니라는 표현이 딱 맞다.

자율신경실조 환자들의 대부분(99.9%)은 기혈의 흐름이 건강하지 않은 상열하한(上熱下寒) 상태다. 그러니 온몸에 퍼져있는 말초신경의 일종인 교감-부교감신경의 불균형 영향으로 괴로운 증상들이 지속되어 안 아픈 데가 없는 것이다.

온몸이 다 아플수록 몸이 스스로 수승화강(水升火降)이 되도록 먼저 기혈의 흐름을 먼저 바로 잡고 몸을 제대로 만들어야 한다. 그래야 교감-부교감신경의 균형도 잘 잡히고 치료가 효율적으로 진행된다. 하지만 막상 몸이 만들어질 때까지 여유 있게 기다릴 수 있는 환자는 거의 없다. 그래서 대개는 동시에 진행한다. 몸도 만들고, 치료도 하는 것이다.

감기만 봐도 그렇다. 증상이 비슷해 보여도 면역력이 좋고 기혈 흐름이 원활한 사람은 금방 감기가 달아난다. 반면에 면역력이 낮고 상열하한이 심한 사람은 평범한 감기도 2주, 4주, 심지어는 몇 달을 달고 산다. 복잡한 자율신경을 치료받아야 하는 환자의 면역력이 낮고 기혈의 흐름도 엉망이면 치료가 당연히 더딜 수밖에 없다. 아무리 치료해도 효율이 떨어지는 것이다.

그래서 일단은 수승화강이 잘 이루어지게 하여 면역력이 향상되고 활성 에너지가 높은 몸으로 만든다. 이렇게 몸 상태가 좋아지면 제아무리 증상이 복잡해 보여도 치료 자체는 어렵지 않게 진행된다.

　네이버 지식IN 상담에 전문가 답변을 달아주는 일을 해온 지 오래되었는데, 대부분 질문은 '이러이러한 증상이 있는데 얼마나 치료해야 하는지'를 묻는 내용이다. 하지만 사실 정확히 답변하자면, 증상만 읽어서는 치료가 잘될지 아닐지를 알 수 없다. 그 이유가 바로 여기에 있다. 증상이 얼마나 중한가 덜한가도 중요하지만, 증상을 가진 사람의 기력과 에너지, 면역력이 얼마나 되는지가 치료의 성패를 가르기 때문이다.

　결국 그 답은 사람을 살펴보고, 증상을 가진 사람의 상태가 어떤지를 보아야 치료를 통해 잘 나을 수 있을지, 치료한다면 얼마나 지속해야 할지를 알 수 있다는 것이다.

병보다 사람을 먼저 보는 한의치료

　그래서 한의에서는 질병 그 자체를 먼저 보는 대신, 질병에 걸린 사람을 먼저 관찰하는 것이 기본 중의 기본이다. 가지고 있는 증상을 없애려면 잘 치료될 수 있는 조건을 갖추고 있는 사람인지 아닌지부터 진찰해서 구분한다. 그리고 만약 치료될 수 있는 조건을 갖추지 못한 환자라면, 조건을 갖추는 일부터 먼저 진행해야 한다.

약을 먹어도
효과가 없는 이유

기력이 너무 약하고 면역력이 낮아서 치료할 에너지가 없는 환자는 조건이 되도록 여러 가지 처방으로 돕는다. 이렇게 몸 상태를 좋아지게 북돋우면서 치료를 진행하면 치료 효율이 높다. 그런데 환자들은 대부분 밥도 제대로 못 먹고 잠도 제대로 못 자며 숨 쉬는 것도 힘들어하기 때문에 기력이 좋은 사람이 드물다. 따라서 대개는 면역력이 바닥인 상태로 내원하게 된다.

따라서 치료보다는 무너진 몸을 북돋워서 치료할 만한 몸으로 먼저 만드는 것이 우선인 셈이다. 치료가 잘 되려면 먼저 치료할 수 있는 조건이 갖춰져야 하는 것이니까.

다행히 몸을 만드는 처방은 한의 치료에서 무수히 많다. 공진단을 포함해 다양한 보약 처방과 보양 약침들을 통해서 수승화강을 돕고 면역력을 올리면서 기력을 북돋을 수 있다. 물론 이런 처방들은 얼마나 어떻게 해야 할지를 가늠하기 위해서라도 한의사의 꼼꼼한 진찰이 선행된 후에 결정되어야 한다.

진통제를 먹어도 통증이 없어지질 않고, 수면제를 먹어도 제대로 잠들지 못하는 사람이 있다. 이처럼 효과가 없다면서도 막상 약은 꾸준히 먹는 사람도 있다. 효과가 나타나지 않음에도 계속 약을 먹는 이유를 물어보니, 약을 먹지 않으면 몸이 안 좋아질까 걱정되기 때문이라고 한다. 병원에서 처방한 약은 분명 지속시간만큼 효과가 나는 것이 맞다. 그렇다면 이들은 왜 약을 먹어도 효과를 못 느끼는 걸까?

약효를 못 느끼는 이유

진통제가 듣지 않는 통증이 있을까 싶지만, 의외로 제법 많은 이들이 약이 듣지 않아 고통을 느낀다. 혈압약을 복용했음에도 혈압이 내려가지 않는 사람도 있으며, 소화제를 먹어도 소화가 여전히 안 되기는 마찬가지라는 사람도 있다.

도대체 왜 그런 걸까? 진통제는 약효 지속시간 동안이라도 통증을 잊어버리게 해주는 약이고, 수면제는 잠을 잘 수 있도록 효과를 내는 약인데 말이다. 이쯤 되면 참 답답하다. 약효를 기대하고 약을 먹는데 정작 약효가 없다니 말이다.

약이 어딘가 잘못된 걸까? 효과가 없는 약을 먹은 것은 아닐지 의심해봐야 하지 않을까? 그런데 같은 약이라도 다른 사람들이 먹으면 통증도 멎고 소화도 잘되고 잠도 푹 잘 자니, 그렇지 못한 사람은 뭐가 잘못된 걸까 생각하게 된다.

진료실에서 만나온 환자들의 상당수는 다양한 증상들로 몸과 마음이 괴로운 자율신경실조 환자들이다. 그런데 이들 환자의 절반이 지금껏 먹어온 약들의 효과를 제대로 보지 못했다는 이야기와 함께, 이유를 모르겠다고 답답해한다. 이쯤 되면, 약효가 제대로 안 나는 사람에게 그럴만한 이유가 있지 않을까?

　약효가 제대로 나기 위해서는 기본적으로 몸이 약의 효과를 받아들일 만한 상태가 되어야 한다. 온몸의 감각이 예민해져서 머리끝부터 발끝까지 없는 증상이 없는 자율신경실조 환자를 예로 들어보자. 이들 대부분은 소화 장애로 마음껏 식사하지 못하는 바람에 기력은 바닥이고, 진통제, 소염제, 항생제 등 복합적인 약물들을 복용하면서 장내 미생물의 생태계가 파괴되어 내성이 생긴 사람들이다. 따라서 보통 하루만 먹어도 효과가 나타난다면, 자율신경실조 환자들은 남들의 두세 배를 복용해도 약효가 나기 어렵다. 말 그대로 약효가 나올 만한 상태가 아니기 때문이다.

　약효를 제대로 보기 위해서는 어떻게 해야 할까? 답은 간단하다. 약효가 제대로 난다는 것은 몸이 약에 반응할 만한 상태가 된다는 뜻이니, 우선 약효가 듣는 몸을 만들면 되는 것이다.

　자율신경실조 환자들을 치료해보면 처음에는 어떠한 약을 먹어도 전혀 효과를 못 느낀다던 사람들이, 치료를 통해 몸 상태가 어느 정도 회복되자 효과를 보게 되어 신기하더라 하는 이야기를 한다. 여기서 치료가 잘 진행되어 몸의 완성도가 올라가면 소화제나 수면제를 먹을 일 자체가 없어진다.

약효 듣는 몸만들기

약효 듣는 몸만들기는 어렵지 않다. 기혈 순환이 잘 되는 몸을 만들면 되는데, 이는 곧 몸을 수승화강(水升火降) 상태로 되돌리는 것이다. 다만 스스로 만들기는 어려우며, 한의원에서 약침 치료와 한약 처방의 도움을 받아 잘 조절함으로써 순환을 이룰 수 있다. 다만 치료를 하는 데에도 에너지가 필요하다는 점을 잘 알고 있어야 한다. 기력이 너무 바닥이라면 치료하기도 힘들고, 약효 또한 전혀 나질 않는다. 병원에서 처방받은 약이든, 한약이든 약효를 제대로 보기 위해서는 기본적인 에너지가 어느 정도 받쳐줘야 가능하다.

그래서 한의에서는 기본적으로 병의 증상만 보지 않고, 증상을 가진 사람의 몸 상태를 먼저 살펴본다. 증상을 가진 사람이 약을 소화 및 흡수할 능력이나 치료할 에너지도 없다면 그 효과가 미미할 수밖에 없다. 그러니 약효가 없다고 낙심하지 말고, 약효를 느낄 수 있도록 몸을 먼저 만든 뒤 회복하도록 하자.

자율신경은
여자를 힘들게 해

동의보감 내경 편에는 "열 명의 남자보다 한 명의 여자를 치료하기 어렵다."는 기록이 있다. 여자는 다달이 치르는 월경으로 호르몬 변화가 복잡하며 기력도 부족한데다가 면역력이 낮아 다양한 문제가 복합적으로 발생하기 때문이다.

여성은 임신, 출산, 완경 등 생애 주기에 따른 호르몬 변화가 남성에 비해 급격하고 큰 것이 사실이다. 자율신경기능이상 환자들을 여성과 남성으로 나누어보면, 그 비율이 7대 3 정도로 여성이 월등히 많다. 게다가 자율신경기능이상으로 인한 증상들은 여성이 남성보다 더 다양하고 증상의 고저 폭도 크다.

여성과 자율신경

임상적으로도 여성은 호르몬 변화가 심해서 남자보다 자율신경기능이상에 노출될 위험이 더 크다. 예를 들면, PMS(생리 전 증후군)가 심한 여성이 일상생활 리듬을 한결같이 유지하기란 불가능하다. 한 달에 일주일은 온몸이 아프고 긴장감을 느끼며 우울감 또는 히스테리 증상을 가지고 생활하기 때문이다. 설령 PMS가 심하지 않은 여성이라도 월경을 다달이 하는 여성은 월경 전후로 쉽게 지치고 심리적으로도 예민해진다. 게다가 임신과 출산 과정, 그리고 출산 후에도 급격한 호르몬 및 체중 변화를 겪기 때문에, 육체적으로는 물론이고 심리적으로도 임신 전의 상태로 회복하기가 정말 어렵다.

심지어 완경이라는 커다란 생애 주기를 맞이하게 된 여성들은 여성호르몬의 공급이 끊어져서 생기는 다양한 자율신경기능이상 증상들을 견뎌내기 어려워한다. 생애 한 번도 경험해보지 못했던 각종 통증을 한꺼번에 맞닥뜨리기도 하기 때문이다. 완경 이후에는 급속하게 진행되는 노화 현상으로 인해 근력, 지구력, 관절의 힘, 피부 탄성이 형편없이 떨어진다. 심리적으로도 자신감 결여, 우울, 울화 등의 감정들이 매일 널뛰고는 한다. 그러니 자율신경기능의 균형을 잘 이루고 사는 것이 힘들 수밖에 없다.

자율신경기능에 이상이 있을 때 가장 많이 호소하는 증상들이 '어지러워요', '열나요', '시려요', '잠 못 자요', '이유 없이 아파요', '땀나요', '숨쉬기 힘들어요'이다. 이 증상들은 배우자나 가족도 제대로 이해할 수 없을 정도로 복잡한데다, 적게는 서너 가지에서 심하면 수십 가지가 동시에 발현되기 때문에 본인은 물론 주변에서 아주 힘들어한다.

매일 매 순간 아프다, 힘들다, 어지럽다, 못 먹겠다는 이야기를 달고 살며, 수십 가지 약들을 먹어야 하니 곁에 있는 사람들도 점점 지칠 수밖에 없다. 그래서 병원에 전화상담을 요청해오는 사람 중에는 아픈 본인도 많지만, 답답한 마음에 상담이라도 받게 하고자 수화기를 든 남편이나 딸, 또는 그의 어머니도 있다. 이들 모두 성별과 나이는 다를지언정 당사자가 힘들어하는 것을 곁에서 지켜보면서 무언가 도움이 되어주고 싶은 마음만은 하나였다.

자율신경 고장의 원인과 위험 직업군

자율신경 균형이 깨어져서 진료실을 찾아오는 여성들을 진찰해보면, 그 원인이 아주 옛날부터 시작된 경우가 많다. 20대 여성은 사춘기 때 겪었던 가정불화나 부모와의 갈등, 학교생활의 불만 등으로 분노, 우울, 울화의 시기를 보냈을 때가 병의 시작이었고, 40대 여성은 20대 때 임신 출산 후에 생긴 심신의 변화, 그리고 육아와 경제난으로 인한 스트레스, 긴장 압박 등이 시작이었다. 60대 여성은 완경 이후에 균형이 깨어진 자율신경기능이 회복되지 않은 채 증상이 더 심해진 게 원인이기도 했다. 이렇게 짧으면 5년, 길면 40~50년까지 긴장과 불안, 압박과 분노의 시간을 보내면서 자율신경기능이 불균형 상태로 어긋나게 된 것이다.

모든 직업에는 장단점이 있지만 그중에서도 특히 자율신경의 균형을 깨뜨리기 쉬운 직업군이 있으니, 바로 3교대로 근무하는 직업이 그렇다. 그나마 일률적으로 항상 같은 시간대에 근무하는 3교대면 다행인데, 이번 주는 낮 근무, 다음 주는 새벽 근무를 하는 식으로 근무시간이 주마다 바뀌어 신체

리듬을 해치는 직업이라면 자율신경이 고장 나기 쉽다. 항공 승무원이나 병원 근무 간호사들이 유독 진료실을 많이 찾는 이유이기도 하다.

낮에 자고 밤에 근무하는 직업 역시 자율신경기능에 이상이 오기 쉽다. 밤에 장사해야 하는 사람이나, 새벽까지 작업을 해야 하는 이들도 마찬가지다. 직업적으로든 습관적으로든 상관없이 낮에 자고 밤에 일하는 직업은 자율신경에 문제가 발생할 확률이 높다.

이외에도 여러 방향에서 심리적인 압박을 많이 받는 교사 직업군과 종교인, 계속되는 시험의 압박 속에서 긴장하면서 공부하는 수험생들, 그리고 일하는 시간과 수면 시간이 불규칙하고 긴장도가 높은 직업인 연예인도 마찬가지로 자율신경기능에 이상이 자주 발생하는 직업군이다.

자율신경,
남자는 괜찮을까?

　여성은 월경, 임신, 출산, 완경 등의 호르몬의 급격한 변화 때문에 자율신경기능에 문제가 생기기 쉽다. 반면에 남성은 여성만큼의 급격한 호르몬의 변화는 없다고 할 수 있다. 하지만 그렇다고 남성의 자율신경기능에 아무 문제가 없고 늘 안전한가 하는 것은 또 다른 문제다.

　남성이 자율신경기능에 문제가 생기는 원인 중에서도 으뜸은 '불규칙한 생활리듬'이다. 일하느라 밤낮이 바뀐 것이든, 야행성 습관이 배어있는 것이든 상관없이 생체리듬이 엉망이 되어있다면 자율신경에 문제가 생긴다. 게다가 여자만큼은 아니지만, 남자 역시 자율신경에 문제가 있는 사람은 그 증세가 상당히 고질적이고 정도 역시 심하다.

고독한 식사와 번아웃

또 다른 원인은 식사다. 우리나라 남성이 혼자서 식사를 잘 챙겨 먹는 일은 여전히 흔치 않다. 어려서는 어머니가, 결혼해서는 아내가, 노년이 되어서는 딸 며느리가 챙겨주기 때문일까? 이유야 어찌 됐든, 우리나라에는 혼자서 식사를 제대로 차리지도, 심지어 식당에서 사 먹지도 못하는 남자가 많다.

직장 때문에, 그리고 취업 준비 때문에 부모를 떠나 부득이하게 남자 혼자 지내게 되는 경우가 더러 있다. 그런데 이러한 상황에서 식사를 챙길 능력이 없는 남자들은 대개 세 끼를 모두 바깥에서 사 먹거나, 혹여 집에서 먹더라도 편의점 음식이나 간편식으로 끼니를 때우는 경우가 여성보다 훨씬 많다.

앞서 말했듯이 자율신경기능은 가공식품, 트랜스 지방이 많은 튀긴 음식, 질 낮은 식재료로 만드는 간편식 등을 오랫동안 섭취할 때 안 좋아진다. 따라서 스스로 먹을 식사를 제대로 차려 제대로 챙겨 먹을 수 있다면 자율신경기능에 이상이 생기는 일이 많이 줄어들 것이다.

또한 경마장의 경주마처럼 목표를 향해 정신없이 달리던 사람이 어느 날부터 갑자기 어지럽고 맥이 빠져 기운을 못 차린다면, 번아웃이 되었을 확률이 높다. 이러한 번아웃 증후군으로 자율신경기능에 문제가 생겨 내원하는 경우는 여성보다 남성이 더 많다. 체력만 믿고 에너지를 계속 방출하다가 어느 순간 불탄 집처럼 폭삭 내려앉는 느낌을 받는 것이다. 이럴 때는 몸도 마음도 챙겨가면서 일해야 하는데, 주어진 환경이 뒷받침해주질 못하는 경우가 많다.

번아웃 증후군은 오랜 시간 쌓여온 교감신경 항진 과정의 결과다. 검사를 해보면 영락없이 심한 스트레스 뇌파가 확인된다. 온몸의 긴장, 수면 불량, 뇌의 각성, 기력 탈진, 원인 모를 어지러움과 두통 등 갑자기 시작된 다양한 증상들은 당사자를 당황스럽게 만든다. 이처럼 자율신경기능에 이상이 생기면 호흡이 불편하고 심장이 심하게 두근거리면서 극심한 공포 불안감이 닥쳐오는 공황증이나 공황발작이 발생할 확률도 높아진다.

자율신경이 고장 나기 쉬운 남성 직업군

자율신경기능에 문제 있는 남성들은 마찬가지로 밤에 일하고 낮에 자는 직업군에서 많이 발생한다. 이들 대부분은 2교대나 3교대 근무 업종, 밤새워 일하며, 특히 IT나 방송 계통이 많다. 밤에 일한 뒤 낮에 잠들면 생체리듬에 문제가 생기고, 자율신경기능이 무너진다. 꼭 특정 직업군이 아니더라도 야행성 습관을 지닌 사람 역시 마찬가지다.

다음으로는 취업 준비생이 있다. 특히 남자 취업 준비생들은 졸업 후 제대로 된 직업을 가지고 있지 않다는 압박감과, 불확실한 미래에 대한 불안감이 심리적으로 크게 작용해서 자율신경기능에 쉽게 문제가 생긴다. 취업이 안 되어 생활도 불안한데다 건강까지 흔들리니 그야말로 사면초가인 셈이다. 특히 취업을 준비하면서 부모를 떠나 혼자 생활하는 남성은 질 낮은 음식 섭취와 간편식 위주의 식사로 건강도 해치고 자율신경에도 문제가 생긴다.

한편, 실적 스트레스를 반복해서 받거나, 매출 및 직원 관리 스트레스가 심한 중간관리자, CEO에게서도 번아웃 증후군으로 인한 자율신경기능이상이나 공황증이 많이 나타난다.

공진단이
몸을 만든다

　공진단(拱辰丹)은 사향, 녹용, 산수유, 당귀 등을 가루로 만들어 꿀로
반죽해 금박을 입힌 환약이다.

　공(拱)은 두 손으로 떠받들다, 진(辰)은 별(그중에서도 북극성) 즉, 모
든 것의 중심과 근원이 되는 것을, 단(丹)은 도인이 먹는 약이라는 뜻으로,
공진단(拱辰丹)은 모든 별이 북극성을 두 손으로 떠받들어 예를 갖추듯,
인체에서 북극성에 해당하는 인체 근본인 기(氣)를 떠받들고 북돋아 주는
명약이라는 의미로 해석된다. 실제로 이 약은 중국 원나라 때 의역림이 만든
이래, 중국 황실에만 진상되었던 귀한 약이다.

수승화강(水升火降)의 균형을 맞추는 명약, 공진단

동의보감에는 "공진단은 선천적으로 타고난 원기를 든든히 하여 신수(腎水: 비뇨생식기의 기운)를 활발하게 하고 심화(心火: 자율신경계의 불균형)를 조절하는 작용이 있다."라고 기록되어 있다. 이것은 수승화강(水升火降: 찬 기운은 위로 올리고, 열은 아래로 내리는 대사순환작용)의 치료원리로, 오장육부(五臟六腑)의 균형을 맞춰 건강한 신체로 빠르게 회복시켜주는 작용이다. 국내 연구에서도 공진단에 알츠하이머형 치매 개선, 생식능력 증강, 면역기능 강화, 항피로 효과, 고지혈증 조절, 심장기능 강화 기능 등이 있음이 실험으로 확인된 바 있다.

공진단에는 녹용, 산수유, 당귀, 사향 이외에도 진찰에 따른 개인별 맞춤 약재들이 첨가되는데, 각각의 약재는 최고 품질의 것으로 선별해서 사용해야 약효가 좋다.

• **녹용**: 최고의 보양제(補陽劑)이자 자양강장제로, 풍부한 아미노산과 판토크린, 갱글리오사이드의 성분을 함유하고 있어 양기를 보충하고 근력을 높이며, 뼈를 튼튼하게 만들고, 면역력을 강화하는 효과가 있다.

• **당귀**: 최고의 보혈제(補血劑)이자 혈액순환의 명약으로, 심혈관계 순환을 도와 중풍, 고혈압, 여성 질환을 치료하고 정서적인 안정을 돕는다.

• **산수유**: 최고의 보음제(補陰劑)로, 탄닌과 사포닌 성분이 풍부해서 부교감신경을 튼튼하게 하고 생리 대사를 활발하게 하며, 해독, 항염, 항암, 항

스트레스 등의 효과가 있다.

• 사향: 천연 동물성 향료로 머스크(musk)라고도 불리는데, 중국, 몽골, 러시아의 높은 산지에서 서식하는 사향노루 수컷의 배꼽 뒤쪽 피하에 있는 분비물 주머니(향낭)를 건조한 약재다. 사향의 주성분인 무스콘은 항염증, 혈소판 응집억제, 중추신경 홍분, 항히스타민, 항암 등에 작용하며, 중풍, 고혈압, 동맥경화, 심혈관계질환, 자율신경실조, 정신불안, 중추신경계 손상의 치료에 효능이 있다.

이처럼 최고의 보양, 보혈, 보음 약재들과 사향을 조화롭게 배합한 공진단은 머리에 몰린 양기를 흩어버리고, 생명의 에너지를 신장에 보충하는 명약이다.

그런데 핵심 재료 중 하나인 사향은 멸종위기 야생동물보호협약(CITES)으로 인해 수입량이 정해져 있다. 따라서 매우 귀한 약재이며, 정식으로 수입되어 인증받은 사향을 사용해야 공진단의 효과를 제대로 볼 수 있다. 또한 사향을 원방 그대로의 용량(1환당 100mg)으로 처방하느냐에 따라 공진단의 효능이 좌우된다.

무엇보다 개인별로 맞춤 약재가 더 첨가되기도 하는데, 항암, 항염, 총명, 강심, 면역 등 어떤 처방이 더 필요할지는 한의사의 진찰에 따라 달라질 수 있다. 따라서 복용량, 기간, 방법 역시 한의사의 진료를 먼저 받은 후 결정하는 것이 바람직하다.

공진단의 주요 효능

국내에서는 그동안 다양한 임상시험을 통해 공진단 관련 논문이 다수 발표되었다. 수면 부족으로 인한 피로 개선 효과가 있는지를 실험한 결과, 공진단 복용 그룹의 피로도가 감소하였으며, 수면의 질이 개선되었음이 드러났다. 대전대 한방병원 손창규 교수팀의 동물실험 논문에 의하면 뇌 학습 개선 효과는 2배 이상 향상되었으며, 기억력 개선 효과는 약 3배 개선되었다. 또한 동물실험을 통해, 공진단이 피로에 견디는 인내력을 1.5배 증가시키고, 만성피로에 의한 스트레스 호르몬 분비를 50% 이상 감소시킨다는 점을 밝혀냈다. 특히 학습과 기억력 개선에 대한 효능과 기전을 과학적으로 밝혀냄으로써, 공진단의 다양한 효능과 활용에 대한 과학적 근거도 입증하였다.

실제로 한의원에서는 기억력 감퇴, 집중력장애, 수면장애 등을 앓는 만성피로 환자에게는 공진단을 많이 처방하며, 뇌 집중력 향상과 체력 증진이 필수적인 수험생 환자에게는 총명 약재를 가미한 총명공진단을 주로 권하고 있다.

공진단은 만성피로, 성장 촉진, 여성 질환, 자율신경계 불균형, 성인병 예방 등 많은 경우에 처방할 수 있는 명약이지만, 특히 자율신경기능을 회복하는 효과가 우수하다. 교감신경 항진, 부교감신경 약화로 자율신경기능이상을 겪는 환자의 경우, 심각한 상열하한(上熱下寒: 상체로는 열이 오르고, 수족과 하체는 차가운 병리 상태) 상태가 만성적으로 진행된다. 이는 어지럼증, 눈의 피로, 두통, 불면, 가슴 답답, 전신의 통증, 수족냉증, 면역력 저하, 우울, 불안 등을 가져오는데, 증상이 계속되면 환자는 신체적, 정신적으로 방전되어 버리고 만다.

우리가 환자에게 해야 하는 것은 수승화강(水升火降: 찬 기운은 위로 올리고 열은 아래로 내리는 대사순환작용)의 상태를 유지함으로써 자율신경 기능을 회복시키는 일인데, 바로 이것이 공진단의 치료 원리이다. 스스로 회복하면 가장 좋겠지만, 자율신경기능이상 환자들은 만성적인 면역력 저하와 뇌 포화 상태이기에 곧바로 치료를 시작하는 것조차 힘들다. 이때 개인별 맞춤 공진단을 처방하면 환자에게 치료를 시작할 수 있는 기초 체력과 면역력, 뇌 활성을 높여줄 뿐 아니라, 심신 안정과 혈액순환, 호르몬 순환을 도와 활력 있는 삶을 속히 찾아줄 것이다.

공진단, 올바르게 먹으려면

공진단은 공복에 복약하는 것이 가장 좋으며, 1일 1환 처방이면 아침 공복에, 1일 2환 처방이면 아침, 저녁 공복에 먹으면 된다. 공진단에 들어간 약재들은 생약 그대로를 미세한 가루로 만들어 꿀로 반죽한 뒤, 환으로 만들고 보관을 위해 금박을 입힌 것이므로 공복에 복용하면 흡수율이 더 높아진다. 꼭꼭 씹어서 먹은 뒤 생수 한 잔을 마시면 된다.

체력 회복이나 집중력 향상, 근력 향상 등을 목적으로 하는 경우 2~3개월, 갱년기 증상 회복, 자율신경기능 회복, 성 기능 개선, 항암, 항염, 강심 등을 목적으로 하는 경우는 3개월 이상 복용하는 것이 바람직하되, 한의사의 진찰에 따라 정확한 복용량과 기간을 지키면 효과가 더욱 좋다.

공진단은 기본적으로 장기 보관이 가능한 약이다. 보존을 위해 금박을 입혔으며 1환씩 개별 포장한 후 포장 용기 뚜껑을 실링 작업으로 밀폐시켰기 때문에 6개월 이상 실온에 두어도 상할 염려가 없다. 그러나 100% 천연 약재로 만들어졌고 방부제나 화학첨가물이 들어 있지 않기 때문에 조제 후 기간 내에 연속적으로 먹는 것이 좋다. 무엇보다 사향의 향은 시간이 지날수록 떨어지게 되어 있어, 조제를 한 날로부터 오래 지나면 공진단의 효과를 제대로 보기가 힘들다.

공진단은 처방 후 수령 즉시 냉동 보관하고, 복용하기 2~3분 전에 상온에 두는 것이 좋다. 그러면 갓 만들었을 때의 식감처럼 복용하기 딱 좋은 상태가 된다. 실온에 보관하면 6개월, 냉동실 또는 김치냉장고에 보관하면 1년 동안은 효과가 지속되지만, 그래도 조제 후 곧바로 복용하는 것이 가장 좋다는 점을 잊지 말자.

과자, 햄, 각종 음료수 등 마트에서 구매한 식품들의 성분표를 진지하게 들여다본 적이 있는가? 감미료, 아질산나트륨, 합성착색료 등, 이름도 낯선 다양한 첨가물들이 봉지마다 적혀있는 것을 발견할 것이다. 이들은 주로 식재료를 가공하면서 첨가한 화학물질들로, 오늘날까지도 먹어도 된다, 많이 먹으면 안 된다 등등 의견이 분분하다.

식품첨가물이
자율신경을 교란한다

인체에 해로운 각종 첨가물

착색료, 보존료, 산화방지제, 팽창제, 산미제, 감미료, 향료 등의 식품첨가물은 식품을 제조, 가공할 때 보존, 색과 맛, 영양적 가치 등을 높일 목적으로 첨가되었다.

구체적으로 살펴보면, 아기 분유에는 L-글루타민산나트륨 외에도 30종류의 식품첨가물이 들어간다. 잼의 보존성을 높이기 위해서 소르빈산을 첨가하고, 햄이나 소시지, 맛살에는 색깔을 붉고 선명하게 만드는 발색제인 아질산나트륨을 넣는다.

도라지, 감자, 바나나 등의 과일과 채소의 갈변을 막기 위해 과산화수소를 첨가하거나 두부에는 유화제, 단무지에는 사카린나트륨, 어묵에는 소브산칼륨을 넣는다. 이처럼 알고 보면 거의 모든 식품에 다양한 첨가물이 들어간다고 볼 수 있다.

이런 첨가물들은 다양한 화학물질로 만들어져 있고, 우리 몸속에 오랜 시간 동안 축적될 수 있기 때문에 당연히 안전성 테스트를 거치게 되어 있다. 또한 식품 하나하나에 들어가는 첨가물의 양은 절대 안전 수준을 넘지 않는다. 따라서 법으로 사용이 허가되었으며 모두 적정 테스트를 통과한 것이므로 무조건 나쁘다고 볼 수만은 없다.

그러나 문제는, 우리가 하루에 하나의 가공식품만 먹는 것이 아니라는 점이다. 온종일 먹은 가공품을 다 세어보면 함께 먹은 식품첨가물의 양이 상당하다는 것을 쉽게 알 수 있다.

한편, 다이어트와 건강을 위해 설탕을 안 먹으려는 사람들의 이목을 이끄는 문구가 바로 '무설탕'이다. 하지만 우리는 먼저 설탕 대신 넣은 인공감미료를 살펴보아야 한다.

청량음료, 껌, 아이스크림 등에 설탕 대신 단맛을 내게 해주는 대표적인 인공감미료가 아스파탐, 사카린인데, 이러한 인공감미료는 염증을 유발하고 신경을 손상시키며, 비만, 두통, 신경세포흥분, 호르몬 분비 이상을 초래할 수 있다. 아스파탐을 다량 섭취하면, 암, 신경손상, 비만 등의 위험이 커지고, 사카린을 과하게 섭취하면 암 발생률이 현저히 높아진다. 특히 탄산음료를 통한 인공감미료 섭취가 가장 많으니 하루 중에 마시는 음료수가 얼마나 되는지 살펴보아야 한다.

인공감미료를 비롯한 다양한 식품첨가물들은 단맛이나 짠맛을 내거나 색깔을 입히고 모양을 좋아 보이게 꾸며주는 성분들로 우리 입맛을 당기게 한다. 이처럼 단짠에 길들여진 우리의 입맛을 바꾸기란 쉽지 않다. 특히 단맛은 의존성이 강해서 점점 더 자주, 강도 높은 단맛을 찾게 된다.

그런데 이런 첨가물들이 우리 몸의 면역력을 떨어뜨리고 호르몬 분비에 이상을 초래하며, 자율신경을 교란한다는 보고가 꾸준히 발표됨에 따라 문제가 되고 있다. 진료실에서 만나온 수많은 자율신경실조 환자들에게는 자연식 섭취가 거의 없고 가공식품을 엄청나게 많이 먹는다는 공통점이 있었다. 질병은 매일 먹는 음식 때문에 만들어진다. 따라서 음식에 문제가 없는지 살펴보는 것이 치료의 첫걸음이라 할 수 있다.

식품첨가물을 줄이려면

결과적으로는 우리가 하루 중에 섭취하는 거의 모든 식재에 식품첨가물이 들어있다고 볼 수 있다. 따라서 우선은 전자레인지에 데우기만 하면 먹을 수 있는 간편식, 가공식품을 가급적 피해야 한다. 과자나 비스킷, 사탕 등의 군것질거리도 마찬가지다.

또한 포장지에 적혀있는 성분표시에 관심을 가져야 한다. 특히 단맛을 내는 인공감미료나 나트륨, 그리고 지방의 함량 등을 꼭 확인할 필요가 있다. 이것저것 손이 가는 대로 가공식품을 장바구니 가득 실어서 집에 풀어놓는 일을 반복한다면 누구도 문제를 해결해 줄 수 없다.

두부나 단무지, 옥수수 통조림은 물에 헹구거나 담가두었다가 요리하는 것이 좋으며, 햄, 소세지, 어묵은 끓는 물에 한 번 데쳐내면 인공색소를 줄일 수 있다. 라면 역시 스프를 넣기 전에 면을 먼저 삶아낸 뒤 물을 따라내면 좋다. 이처럼 가공식품을 요리하기 전에 데쳐내는 과정을 추가하면 훨씬 안전한 식탁을 차릴 수 있다.

그러나 무엇보다도 가장 좋은 방법은 애초에 가공 포장된 식품을 멀리하고 자연 그대로의 재료를 가까이하는 것이다. 이는 흙이 묻거나 손질되지 않은 본연의 모습을 그대로 간직한 식재료를 구매하여 요리한다는 의미이다. 음료나 기호식품 역시 천연 그대로의 식재료를 활용해서 조리해서 먹는 것이 건강에 이롭다. 단맛을 낼 때는 양파를, 짠맛이 필요할 때는 조개나 해물류를 활용하라. '무설탕', '간편조리', '물만 부으면', '데우기만 하면'과 같은 문구에 쉽게 현혹되지 말고, 식사를 바꾸어야 몸도 바뀐다는 점을 잊어서는 안 된다.

5장

여성은 자율신경에 민감하다

———————————— 정신건강

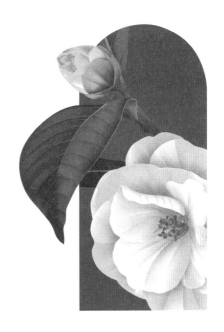

미인은
자율신경이 안정된 사람

자율신경이 균형 잡히고 안정적일 때 몸과 마음 역시 건강하고 아름다워진다. 이처럼 내적으로나 외적으로나 건강하고 아름다운 사람을 우리는 미인이라고 한다. 자율신경이 안정된 사람이 미인이 되는 이유는 무엇일까?

숙면

우리가 깨어있을 때는 교감신경이, 잠자고 있을 때는 부교감신경이 우위에 있게 된다. 부교감신경은 우리를 잠들게 하는 한편, 잠자는 동안 수면의 질이 높아지도록 돕는다. 불면증에 걸리는 이유는 부교감신경보다 교감신경이 밤중에도 우위에 있기 때문으로, 교감신경을 안정시키면 그렇게 괴롭던 불면증 문제가 저절로 해결된다.

약의 힘을 빌려야만 겨우 잠들 수 있었던 환자가 교감신경이 안정되고 부교감신경이 튼튼해지면서 수면제가 필요 없게 되는 경우를 자주 본다. 깊은 꿈에 빠져들 수 있는 시간이 길어질수록 뇌와 몸은 제대로 휴식을 취할 수 있으니, 당연히 몸과 마음이 아름다워질 수밖에 없다.

호르몬 균형

자율신경의 균형이 잘 잡힌 사람은 체내 호르몬 분비의 균형도 잘 잡혀있으며, 특히 성호르몬인 에스트로겐, 프로게스트론, 테스토스테론의 분비가 원활하다.

여성의 경우 갱년기 때 여성호르몬의 분비가 저하되어 호르몬 균형이 깨어지면서 자율신경중추를 자극하게 되면 자율신경기능에 이상이 생기게 된다. 그래서 완경 전후의 갱년기 기간에는 상열감, 땀, 심한 감정 기복, 관절통 등등 자율신경기능이상 증상들이 한꺼번에 폭발적으로 생기기도 한다. 물론 갱년기가 아니더라도 자율신경기능에 이상이 생기면 성호르몬뿐 아니라 체내 분비되는 모든 호르몬 균형에 균열이 생긴다. 그러니 자율신경기능에 균형이 잘 잡혀 호르몬 분비가 순조로운 사람은 미인이 될 수밖에 없는 것이다.

대사 순환

자율신경은 이름 그대로 '스스로 알아서 우리 몸 상태를 조율하는 신경'이다. 신체의 말초신경에 골고루 분포된 자율신경은 기혈이 원활하게 순환되어 신체 기능이 항상성을 유지할 수 있도록 작용한다. 이 자율적인 시스템에 문제가 생기면 말초 순환에 장애가 생긴다.

대표적인 대사 순환 문제 중 하나는 바로 상하 순환에 문제가 생겨 상열하한(上熱下寒), 즉 상체와 얼굴은 뜨겁고 하체와 손발은 시린 상태다. 자율신경기능에 문제가 있는 사람의 증상은 수족냉증, 어지러움, 상열감, 이명, 두통, 안구 건조, 입마름, 가슴 답답, 목에 이물감, 잦은 설사, 잦은 소변, 성기능 저하, 다한증 등으로 상열하한 증상과 공통점이 있다는 것을 알 수 있다.

이렇게 대사 순환에 문제가 있는 경우, 증상 하나하나를 치료하는 대신 자율신경기능을 바로 잡는 것이 근본적인 해결책이 될 수 있다. 말초 순환과 대사 순환이 제대로 이루어지면 건강한 미인이 되는 게 당연한 이유이다.

따뜻한 몸

여성 질병의 대부분은 차가운 몸에서 시작된다. 손발이 차가운 수족냉증, 복부가 차가운 복부 냉증, 온몸이 시린 전신 냉증 등이 발생하는 원인 또한 자율신경의 부조화이다. 이렇게 냉증이 심한 여성들은 대개 호르몬 분비에도 문제가 있다. 이들은 임신 출산, 환경 등의 생애 주기를 맞아 몸에 오는 큰 변화를 이겨내기 힘들어 오랜 기간 병원치료를 받기도 한다. 교감-부교감신경의 균형은 말초까지 온기를 잘 전해주고, 온몸의 신경계를 균형 있게 조절하는 작용을 한다.

자율신경 균형이 잘 잡힌 여성은 월경 주기가 규칙적이고 PMS(생리 전 증

116

후군)가 없으며 완경 후에도 완경 증후군을 거의 앓지 않는다. 따라서 몸이 따뜻하다는 것은 자율신경의 균형이 잘 잡혀있다는 것을 의미하며, 생리적으로도 건강한 몸을 유지하는 데 도움을 준다.

날씬한 몸매

수면이 부족하거나 스트레스를 받으면 공복감을 높이고 체중 증가에 관여하는 '그렐린(ghrelin)'이라는 호르몬의 분비가 증가한다(우리가 흔히 '식욕 호르몬'이라고 부르는 바로 그 호르몬이다). 반면에 지방을 분해하고 식욕을 억제하는 호르몬인 '렙틴(leptin)'의 분비는 줄어든다.

자율신경기능에 문제가 생기면 뇌의 시상하부에서 이런 호르몬들의 작용을 제어하는데도 문제가 생긴다. 스트레스가 쌓여서 배부른 줄 모르고 자꾸 먹게 되고, 수면이 부족하니 스트레스 호르몬인 코르티솔이 늘어나는 반면 렙틴은 줄어들고, 그렐린이 늘어나도 자율신경이 제어하지 못하니 뚱보가 될 수밖에 없다.

날씬한 몸매를 위한다며 자연스러운 식욕을 억지로 참지만 말고 자율신경의 균형을 유지하는 데 관심을 가진다면 건강과 아름다움 두 가지를 다 얻을 수 있다.

스트레스에 약한 여성,
빨리 늙는다

여성이 스트레스 질환에 더 취약해

스트레스가 만병의 근원이라는 이야기는 누구에게나 적용되는 사실이다. 그러나 똑같은 스트레스 질환이라도 성별에 따라 취약한 정도가 다르다. 대표 스트레스 질환인 신경성 위염, 과민성대장증후군, 자율신경실조증, 화병, 공황증 등은 그 발병 원인과 예후에 대해서도 성별에 따라 결과가 달라진다. 결론부터 말하자면, 여성이 남성보다 스트레스 질환의 발생률이 높고 증상도 다양하며 치료 과정도 복잡하다.

건강보험심사평가원에 따르면, 자율신경기능이상으로 치료받는 사람들은 여성이 훨씬 많다. 특히 여성 중에서도 마른 체형의 예민한 젊은 여성, 그리고 여성호르몬이 끊어지는 갱년기 여성이 자율신경기능이상 질병에 잘 걸리는 것으로 나타났다.

다른 장기들도 마찬가지지만, 그중에서도 특히 위장은 사람의 심리 상태를 그대로 반영한다. 사람의 감정을 조절하는 자율신경은 우울, 불안, 분노 등 스트레스 감정의 영향을 받는데, 이 경우 위장의 운동력을 떨어뜨리는 것은 물론 위산의 분비도 축소하여 위장 기능을 떨어뜨린다. 심리 상태의 위축, 불안, 분노 때문에 생기는 대표적인 질환이 바로 신경성 위염인데, 이 역시 여성에게 더 많이 발생한다는 보고가 있다.

과민성대장증후군은 심리적인 불안감이 장의 운동을 비정상적으로 자극해서 복통, 설사, 극도의 불안감을 일으키는 질환으로, 20대에서 4명 중 1명꼴로 나타날 정도로 젊은 층에서 흔하게 나타난다. 그런데 건강보험심사평가원에 따르면, 그중에서도 여성의 발생 사례가 남성보다 3배가 많다. 특히 35세 이전에 발병을 많이 한다고 하는데, 이는 학업, 취업, 시험 등의 이유로 스트레스가 심하고 식습관도 나쁜 시기이기 때문이다.

화병 또한 전유물처럼 여겨질 정도로 여성에게 압도적으로 많이 발생한다. 스트레스로 인해 나타나는 질환 중 화병만큼 여성에게 많이 발생하는 질환도 드물다. 예전에는 주로 40~50대 여성에게 나타났는데, 최근에는 10대와 20대에서 그 수가 배나 증가했다. 입시, 취업, 결혼, 육아 등 일상 속의 고된 삶으로 인해 화병이라는 부작용이 나타난 것으로 보인다.

공황장애는 또 어떤가? 공황장애 역시 남성보다는 여성이 취약하며, 특히 젊은 여성의 발병률이 높다.

왜 여성에게 더 문제가 되는 걸까?

그 이유는 남녀의 신체적인 차이부터 심리적인 문제, 그리고 성호르몬의 문제까지 다양하다.

첫째, 여성은 남성에 비해 생활 스트레스가 더 많다. 정서적으로도 예민하고 감성적이어서 교감신경과 부교감신경의 균형이 쉽게 깨진다. 대체로 여성이 남성에 비해 꼼꼼하고 세심하며 공감력이 뛰어난데, 이 때문에 마음의 상처도 깊게 받는다. 그래서 고지식하고 감정을 잘 삭이는 내성적인 여성에게서 스트레스 질환이 훨씬 많이 발생한다.

둘째, 우리나라의 사회문화적인 이유 때문이다. 전통적인 유교 문화는 여성의 희생을 강요했으며, 아직도 우리 사회에서는 결혼과 육아에 대한 스트레스 상당수를 여성들이 짊어지고 있다. 그 분출구가 없다는 것 또한 커다란 사회적 문제이다.

셋째, 여성호르몬의 변화 때문이다. 호르몬 변화의 정도에 따라 감정의 기복도 심해지는데, 여성은 호르몬의 변화로 생리 전후, 임신 전후, 완경 전후에 급격한 정서적 변화를 겪으며, 반대로 심리적 영향에 따라 생리불순과 무월경증이 생기기도 한다. 또 에스트로겐이 감소하는 생리 전이나 생리 중에는 두통이 발생하거나 감정 컨트롤이 마음대로 되지 않기도 한다. 우울감, 신경과민 등의 증상도 나타날 수 있다.

넷째, 여성호르몬인 에스트로겐이 대뇌 분비물질인 세로토닌, 도파민, 노르에피네프린의 분비에 영향을 주기 때문이다(이런 물질을 보통 '행복 호르몬'이라고 부른다). 특히 세로토닌은 불안을 가라앉히고 편안한 심리를 유지하는 호르몬인데, 에스트로겐의 영향으로 세로토닌 분비가 억제되면서 문제가 발생한다. 실제로 여성의 세로토닌 분비가 남성보다 적다고 보고되고 있다.

다섯째, 생애 주기에 따라 초경, 임신, 출산, 완경을 거치면서 겪는 호르몬 변화가 남성에 비해 심하다. 호르몬 변동이 큰 만큼 심리적으로 예민해지며 감정 기복이 잘 생기는데, 특히 완경기에는 짜증, 분노, 우울 등의 마이너스 감정이 아주 심해져서 다양한 스트레스 질환이 이 시기에 집중된다.

호르몬의 변화를 인정하자

여성의 감정 기복은 호르몬 분비 때문이라는 것을 인정하고, 호르몬 변화가 심한 시기에 자신을 컨트롤하려는 노력을 해보자. 생리 전후, 임신 전후, 또 갱년기 때 밀려드는 감정의 치우침이 심하지 않도록 스스로 노력하는 것이 필요하다. 감정에 따라 쉽게 분노하거나 짜증 내며 우울해하다가는 가족도 친구도 멀어져서 말년이 정말로 외로워질 수 있다.

그리고 심리적인 안정에 도움이 되는 모든 방법을 항상 생각하자. 본인에 맞는 방법을 찾아 꾸준히 노력하면 평정심을 유지하는 데 분명 도움이 될 것이다. 요가, 명상, 참선, 산책, 어떤 것도 좋다. 자신의 여건에 따라 행하며 마음을 닦으면 감정 기복이 줄고 마음도 편안해질 것이며, 스트레스 질환을 예방하고 치료하는 데 큰 도움이 될 것이다.

엄마의 정신건강이
가족의 행복

정신건강은 신체의 건강만큼이나 중요하며, 삶의 질을 좌우하는 요소 중 하나이다. 특히 여성의 정신건강은 배우자와 자녀에게 직접적인 영향을 끼친다. 인간의 정신건강은 생물학적, 심리적, 사회환경적 요소들에 다양하게 연관되어 있는데, 여성의 경우는 여기에 여성호르몬, 스트레스 호르몬, 행복호르몬, 뇌 신경전달물질 등 여러 요소가 관여하고 있으며, 특히 초경, 임신, 출산, 완경 등 여성호르몬 변화에 따라서 큰 변환 곡선을 그리게 된다. 그러므로 엄마의 정신건강은 가족 구성원 전체의 분위기와 심리 상태를 좌우하게 된다.

여성이 남성이 비해 심리적 스트레스가 더 많아

우선 사회적인 분위기가 그렇다. 여성은 착한 딸, 현모양처, 희생하는 엄마, 손주를 돌봐주는 할머니 등 수동적인 역할을 요구받고 있다. 아들은 남성적, 활동적, 지배적인 성향으로 키우는 반면, 딸은 여성적, 수동적, 순종적 성향으로 키운다. 여기에 성추행, 성폭행, 데이트폭력, 가정폭력 등 다양한 학대의 피해자가 될 확률이 남성에 비해 높다.

이런 다양한 스트레스 감정들이 성장기, 청소년기, 청년기를 거치면서 쌓이고 쌓여 우울증, 불안, 화병, 신경성 위장병, 만성 불면증 등 각종 질병으로 나타난다. 뇌신경 구조상으로도 여성은 남성보다 감정적으로 예민하며, 특히 부정적인 감정 자극에 더 민감하다. 무엇보다 여성은 월경 주기, 임신, 출산, 완경 등 호르몬의 변화가 많은 생물학적 조건을 갖고 있어서, 호르몬 변화에 따라 감정의 변화가 심하다. 여성이 남성에 비해 우울증 유병률이 높은 이유 중 하나도 바로 이러한 생물학적 요건 때문이다.

속상해도 속으로만 혼자 끙끙 앓는 엄마

예전에 비해 당당하게 자기주장을 하며 사는 여성들이 늘어나긴 했지만, 아직도 대다수 여성은 할 말 다 하지 못하고 속만 끓이면서 참고 또 참는다. 시월드, 명절 준비, 고부갈등 등 할 말이 너무 많지만 내려놓고 산다. 다들 그러고 사니까. 애들 때문에, 터트려봐야 남편도 가족도 알아주지 않으니까 말이다. 우리네 엄마 때만 그렇게 사신 줄 알았는데, 가만 보니 요즘 엄마들도 똑같다. 표현의 자유가 당연한 사회가 되었어도 엄마들은 다 표현하지 못하고 산다. 이런 분위기가 엄마의 화병, 우울증, 불면증, 신경성 위장병, 과민성 대장염을 낳았다. 속을 끙끙 앓고 살았기 때문에 생긴 속병들이다.

문제는 또 있다. 아이가 ADHD(주의력 결핍 과잉행동 장애)거나 산만하고 활동이 과하고 충동적인 성향을 보이는 것은 임신 중 엄마의 심리 상태나 건강 상태와 관련이 깊으며, 육아 시 엄마와의 정서적인 유대관계도 아이의 상태에 영향을 끼친다.

아이의 우울증, 낮은 자존감, 폭력적인 성향, 분노조절 장애 역시 모두 엄마의 정신건강과 관련이 있다. 진료실을 찾아오는 엄마와 딸을 함께 보고 있으면, 엄마의 정신건강과 딸의 심리 상태 및 질병이 비슷하다는 것을 알게 된다. 엄마의 심리 상태가 편안하고 안정되어야 하는 이유는 엄마 자신뿐 아니라 사랑하는 자녀의 건강을 위해서다.

불면증으로 병원을 찾아온 부인들을 진료하다 보면 남편이 얄밉다는 이야기를 많이 듣는다. 자기는 내내 뒤척이며 잠을 이루지 못하는데, 남편은 옆에서 코까지 골면서 잘만 자더라는 것이다. 밤에 잠을 못 자는 이유는 스트레스로 자율신경이 각성하여 교감신경이 흥분해 있기 때문이다. 스트레스를 받으면 스트레스 호르몬인 코르티솔이 분비되는데, 바로 이 코르티솔 때문에 가슴이 답답하고 두근거리며 어지럽고 정신도 멍해지는 것이다.

잠을 제대로 못 자면 뇌세포가 충분히 쉬지 못한다. 이런 날이 반복되면 뇌세포의 긴장이 지속되어 집중이 안 되고, 우울하고 짜증이 나며, 쉬어도 피곤하기만 한 무기력 상태에 빠진다. 그렇다고 스트레스 해소를 위해 술을 마시거나 피로를 이겨내기 위해 커피를 여러 잔 들이켜는 것은 교감신경을 더 항진시키는 행위이니 절대 피해야 한다.

착한 여자는 이제 그만, 전문가를 빨리 찾아라

참아서 만사가 해결되면 좋겠지만, 해결되기는커녕 속병만 깊어지니 문제다. 그러니 이제부터는 속상한 감정, 힘들고 섭섭한 감정을 속에다 쌓아두지 말고 누군가에게 표현해라. 표현해서 그때그때 풀어버려라. 엄마의 속병은 아이들과 남편, 그리고 노부모에게까지 나쁜 감정으로 이어져서 가정에 그림자를 지게 만든다.

그런데 여성들은 속병이 있는데도 병원을 잘 찾지 않는다. 이 때문에 전문가에게 의뢰하기까지 걸리는 시간이 너무 길다. 화병, 우울증, 신경성 위장병, 과민성 대장염 등의 문제가 있다면 바로 전문가를 찾는 것이 가장 좋은 방법이다. 시간을 오래 끌지 말라. 그것이 가족을 위해서도 또 본인을 위해서도 최선이다.

한편, 체중이 늘어날까 봐 탄수화물이나 육류를 빼고 먹는 여성들이 있다. 하지만 이러한 극단적인 식사 방법은 식사의 과정 자체를 죄악시해서, 자신의 몸과 라포를 끊어버리는 아주 안 좋은 방법이다. 저체중이나 비만 모두 정신건강에 해로운 것은 사실이지만, 그렇다고 식사의 양이나 종류를 한정시키면 또 다른 문제가 된다. 특정 음식을 줄여서 스스로에게 벌을 주지 말고, 일정한 양의 식사를 다양하게 골고루 먹어라. 그러면 체중도 유지되고 심신도 행복해져 건강한 심리 상태를 유지하게 될 것이다.

뇌가 건강하고 안정적인 심리 상태를 유지하려면 에너지원이 되는 탄수화물이 적정량 필요하다. 단백질 역시 우리 몸에 필요한데, 뇌 신경전달물질을 만드는 원료가 되기 때문이다. 특히 단백질을 만드는 아미노산, 트립토판

등의 성분은 호흡을 편안히 조절해주고 정서적인 안정을 유지해주며 잠을
잘 자도록 도와준다.

왕짜증 엄마, 가족도 힘들다

어린 시절에 쌓아둔 감정이 화병이 된다

화병으로 진료실을 찾는 엄마들은 결혼 후 힘들어진 상황이 화병을 만들었다고 호소한다. 그러나 상담을 진행하면서 이야기를 들어보면, 화병에 걸린 엄마들은 주로 어린 시절의 억압된 분노와 적대감이라는 공통분모를 가지고 있었다.

응어리져서 풀어내지 못한 어린 시절의 분노가 쌓이고 쌓여 성인이 되고 결혼한 후에 더 심해진다. 그것이 두통, 어지럼증, 과호흡, 가슴 답답, 불면, 식욕 저하, 분노 등의 화병 증상으로 발전하게 된 것이다. 화병은 누구보다도 화내는 자기 자신의 건강을 가장 해친다. 불같이 화를 내고 나면 심장과 뇌의 혈관에 부담이 생기고 스트레스로 근육이 긴장되어 힘들어지는 것이다.

직장맘들은 안팎으로 고생이 많다. 직장에서는 온갖 스트레스를 받으며 열심히 일하다가, 집에 오면 지치고 고단해 눕고 싶음에도 주부로서 해야 할 일 때문에 쉬지 못한다. 그러다 보니 항상 심신이 녹초가 되고 짜증만 낸다.

결국에는 이러한 울화 감정을 매일 만나는 가까운 사람, 즉 남편과 아이들에게 쏟아붓는다. 이는 성격이 예민해서가 아니라 안팎으로 많은 스트레스를 버티다 보니 일종의 번아웃 증후군에 걸린 탓이다. 그녀도 직장에서는 감정을 잘 표현하지 않는, 한없이 순하고 밝은 직원이다. 즉, 밖에서는 감정을 억눌러 놓았다가 집에 돌아와 가족에게 쏟아내는 것이다.

아이는 엄마의 감정 조절을 보고 배운다

육아와 집안일로 지친 감정을 제대로 표현하지 못하고 꾹꾹 참아내다가, 폭발하면 통제력을 잃어버리고 짜증과 분노로 감정을 표현하는 엄마들이 있다. 아이는 엄마와 지내는 시간이 많다. 따라서 엄마의 성정을 그대로 닮아가며, 특히 엄마가 화났을 때 감정을 조절하는 방법을 어릴 때부터 보고 배운다.

엄마가 분노가 치밀어 오를 때마다 폭발한다면, 아이도 분노조절장애, 과잉행동, 폭력적 성향을 지닌 채 자라게 된다. 엄마의 화병이나 신경질적인 성격, 짜증, 하소연 같은 습관적인 감정의 표출이 아이에게 그대로 전달되는 것이다. 설령 유전적인 것이 아니어도 아이는 똑같이 학습한다.

게다가 엄마의 잦은 감정 폭발로 가족관계가 악화하고 부부 갈등이 깊어지면 가족의 심리적인 거리가 멀어지게 되며, 심하면 부부 해체의 상황으로 치달을 수도 있다. 명상이나 마음수련으로 극복할 수 있는 가벼운 상태라면 모를까, 성격장애가 의심될 정도로 심각하다면 전문가의 치료를 받는 것이 현명하다.

한의학에서는 분노 감정으로 인한 혈압 상승, 두통, 목덜미 당김, 심장 두근거림, 어지럼증 등의 증상들을 다스리고 마음의 여유를 찾도록 도와주는 치료를 한다. 다양한 한약 처방과 약침 치료를 통해 울화, 분노, 우울, 화병, 불면증 등의 증상들을 치료하는데, 그 효과가 뛰어나다.

엄마는 혼자만의 시간이 필요해

엄마가 가족들에게 짜증과 분노로 부정적인 감정을 계속해서 드러내는 것은 그만큼 심신이 지쳤다는 증거다. 이때 혼자만의 시간이 주어지면 스스로 감정이 정화되는 기회를 잡을 수 있다. 꼭 외출하지 않아도 좋다. 아이가 학교에 가고 남편이 출근한 시간, 이렇게 혼자 있는 시간엔 잠시 집안일도 멈춰라. 직장인이라면 퇴근길에 운동도 할 겸 한두 정거장 먼저 내려 집으로 걸어가면서 직장일, 집안일에 대해 생각하는 것을 멈춰라. 아무 생각하지 말고 잠깐이라도 좋으니 오롯이 혼자만의 시간을 가져보라. 그 시간에 가장 좋아했던 일을 시도해보면 심리적으로도 안정되고 감정 순화에도 도움이 된다. 정말 좋아하는 일, 아무리 지쳐도 이것만 하면 힘이 난다고 생각되는 일을 찾아보자.

히스테리는
왜 여성의 대명사일까

정신적으로 큰 충격을 받거나 심한 공포나 슬픔, 또는 깊은 절망을 느꼈을 때 누구나 히스테리에 빠진다. 옆에서 보기에는 아무렇지도 않은데 본인은 공공연히 아픔을 호소하고, 자신이 중병이라고 말하거나 일부러 갑자기 얼빠진 행동을 하는 등의 증상을 나타낸다. 이 같은 증상은 주로 자기중심적인 성격을 가지고 있고, 항상 남의 이목을 집중시키는 것을 바라며, 오기가 있고, 감정의 기복이 심한 성격을 가진 사람에게서 볼 수 있다.

히스테리가 있을 때 나타나는 신체적인 증상으로는, 호흡곤란, 빠른 심장박동, 가슴 통증, 현기증, 심한 불안감, 피곤함, 시력 장애, 무력감, 식욕감퇴, 구역질, 복통, 변비, 요통 등이 있다.

여성의 감정 기복은 호르몬 때문

우리가 흔히 말하는 히스테리는 '욕구불만으로 성격이 예민해진 것'을 이르지만, 의학에서는 히스테리를 질병으로 판단하며 크게 두 가지로 나누어 설명하고 있다. 하나는 진정한 히스테리 질병이라 할 수 있는 '전환 장애'이며, 또 하나는 갑자기 흥분하거나 감정적으로 못 견디는 상황이 되면 (흔히 불리할 때) 갑자기 쓰러지는 것이다. 이는 실신이나 간질과 비슷하게 정신을 잃고 쓰러지는 것처럼 보이지만 실제로 정신은 멀쩡하다는 차이가 있다.

진짜 병적인 히스테리건 아니건 간에, 결과적으로 이 같은 증상의 발생은 남성보다는 여성에게서 더 많이 보이기 때문에 여전히 '히스테리=여성'이라는 관념이 많은 게 사실이다.

옛날에는 히스테리가 여성 특유의 예민한 감정이라고 생각되었다. 히스테리는 그 어원이 '자궁'을 의미하는 그리스어인 '히스테라(hystera)'에서 유래되어, 여성 고유의 변화무쌍한 성격 변화를 한마디로 표현하는 단어로 사용되었다.

여성의 몸은 호르몬의 변화에 맞춰서 한 달을 주기로 리듬을 탄다. 그리고 이 리듬에 맞춰서 배란도 되고 생리도 나올 뿐 아니라 피부 상태도 달라지며, 정신적인 감정의 기복도 덩달아 심해진다. 특히 생리가 끝난 2주 후부터 약 10일간 황체호르몬이 분비되기 시작하는 시기에는 요통, 복통, 변비, 설사 등의 신체적인 불편감뿐 아니라, 매사에 신경질이 나거나 우울하고 집중력이 떨어지며 불안해지는 등의 정신적인 변화를 느끼는 여성이 전체의 60%는 된다.

결국 여성의 알 듯 모를 듯한 심리 변화는 생리 주기와 맞물려 돌아간다고 보아도 큰 무리가 없다. 그래서 마음속의 불안이나 억압에 대한 반응이 제어되지 않은 채 그대로 행동으로 나타나는 것을 일반적으로 '히스테리'라고 부르는 것이다. 흔히 여성 히스테리라고 부르는 여성의 신경질, 분노 감정은 이처럼 생리 주기와 밀접한 관련이 있다.

물론 여성의 분노를 모두 히스테리로 몰고 가는 경향도 없지 않다. 사실 여성들은 다른 사람의 감정을 해칠까 봐, 또는 다른 사람과의 관계가 깨어질 것을 두려워해서 화를 잘 내지 못한다. 이럴 때 감정을 그대로 드러내면 주위에서는 여성의 분노를 '히스테리'로 받아들인다. 이 때문에 여성들은 살면서 종종 '이것은 내가 원하는 것이 아닌데', '이건 정말 부당한데'라고 생각하면서도 그냥 '내가 참지 뭐'하고 넘어가거나 말도 통하지 않는 상대와 논쟁하는 것을 지레 포기하고 만다.

하지만 화를 참고 살다 보면 마음속에 불만이 그렇게 살지 않는 사람보다 두세 배로 더 쌓이기 마련이어서, 결국에는 급격한 분노의 감정이나 신경질로 표출하게 된다. 이 또한 히스테리=여성이라는 생각이 자리 잡게 된 원인 중의 하나가 아닐까.

히스테리 여성에게 도움이 되는 연꽃씨

연꽃씨(연자육)는 심신을 안정시키는 효능 때문에 가슴이 두근거리거나 잠을 잘 이루지 못할 때 이용할 수 있는 약재로, '연실'이나 '연밥'이라고 부르기도 한다. 연자육에는 진정작용을 하는 플라보노이드가 많이 들어 있어 강심, 진정작용을 하며 특히 가슴 두근거림이나 수면 장애를 개선하는 작용이 탁월하다. 이처럼 연자육은 자양, 강장, 강심, 수렴 등의 효과가 있으며 소화장애, 신경쇠약, 불면증, 요통, 고혈압, 비만, 정력감퇴, 야뇨증, 자궁출혈을 치료한다. 단, 변비가 있거나 배에 가스가 많이 차는 사람은 섭취를 자제하도록 하자.

6장

날씬해지는 자율신경건강법

───────────── 디톡스

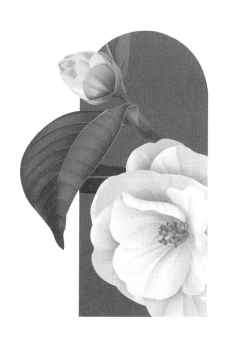

자율신경계 회복을 위한
디톡스

잠, 땀, 숨(호흡), 열(냉), 이름 모를 수십 가지 통증들까지. 자율신경계 이상으로 나타나는 증상들은 말로 다 할 수 없을 만큼 고통스럽다. 그래서 자율신경기능에 이상이 있는 사람은 평소에 몸에 좋다는 음식, 건강 기능 식품, 또 각종 약물에 관심이 클 수밖에 없다. 실제로도 내원하는 환자들을 보면 이전까지 복용해온 약물이나 식품들이 어마어마하게 많다.

몸 대청소, 안 좋은 음식 차단이 먼저

치료를 시작할 때 항상 듣는 질문은, "어떤 음식을 찾아 먹어야 하는가?"이다. 하지만 몸에 좋다는 음식들을 챙겨 먹기 전에, 좋지 않은 것을 금하는 것이 먼저다. 무엇을 먹을까 고민하기보다는 무엇을 먹지 말아야 할까 고민해야 한다는 말이다.

몸 여기저기에 독소를 뿜어내는 식습관을 고치는 '대청소'를 진행한 뒤, 좋은 음식을 먹는 것이 제대로 된 순서다. 특히 자율신경기능에 이상이 있는 사람이라면 몸에 안 좋은 것을 차단하는 것이 최우선 과제다.

• **육류 및 기름진 생선**: 영양가와 단백질 공급 면에서 육류만큼 훌륭한 식재료는 없다. 그러나 육류에 포함된 지방과 콜레스테롤 성분은 혈액을 탁하게 만들고 몸을 무겁게 하며, 혈압과 혈당을 올라가게 만든다. 특히 자율신경기능에 이상이 있는 사람은 장 기능이 좋지 않거나 위가 약한 경우가 대부분이어서 육류를 소화하고 배설하는 데 문제가 있다. 그래서 육류를 먹었을 때 건강하지 못한 배변 활동을 하게 되고, 장 내에 남은 찌꺼기가 독소로 변해 몸이 무거워지고 혈액이 탁해지는 일이 반복된다.

그래서 자율신경기능 회복을 위해 무엇을 먼저 끊을까 고민하는 환자들에게는 우선적으로 육류와 지방 성분이 많은 생선을 금하라고 권하고 있다. 식단에서 육류만 빼도 체중이 쉽게 감소하여 몸이 가벼워지며, 혈액도 맑아지면서 건강을 회복하는 데 걸리는 시간이 짧아진다.

• **국, 찌개 등 국물류**: 한국 식탁에서 빠질 수 없는 것이 바로 국, 찌개, 전골 등 국물 음식이다. 그런데 국물이 있는 음식, 특히 밖에서 사 먹는 음식들의 경우 조미료로 맛을 내는 경우가 많다. 그리고 대체로 간이 짜서 과식을 유발하고 체중을 늘어나게 하는 대표적인 음식으로 꼽힌다.

몸을 가볍게 하는 음식, 그리고 싱거운 음식은 마음의 평정을 찾아주고 부교감신경을 튼튼하게 하는 데도 도움이 되니, 국물 음식은 평소에도 웬만하면 피하는 것이 좋다.

• **밀가루 음식:** 밀가루의 글루텐은 장에 독소를 쌓이게 하고 가스를 유발하여 뱃속을 불편하게 만든다. 그러므로 장이 안 좋은 사람은 밀가루를 먹지 않는 것이 좋다. 또한 자율신경기능에 문제가 있는 사람도 밀가루를 피하는 것이 좋다.

장이 불편하고 가스가 발생하여 소화에 지장이 생기면 아무리 몸에 좋은 음식이나 약물을 먹어도 효과를 볼 수 없다. 자율신경기능 회복에는 면역력을 키워주는 장내 좋은 균을 일정 수 이상 유지하는 것이 무척 중요한데, 밀가루는 장내 좋은 환경을 만드는 데 방해가 된다. 이런 문제 때문에 요즘은 글루텐이 없는 밀가루로 만든 음식을 선택하는 사람들이 늘어나고 있다. 밀가루 음식을 꼭 먹어야겠다면, 글루텐 프리를 선택하는 것도 한 가지 방법이다.

• **커피, 술:** 현대인들이 가장 많이 사랑하는 기호식품으로 술과 커피를 빠뜨릴 수 없다. 음주는 업무와 생활의 스트레스를 잊게 하고, 사람과 사람 사이를 친밀하게 이어주는 사회적인 기호식품이기 때문에 끊거나 자제하는 것을 힘들어하는 환자가 많다. 커피 역시 정신 집중을 돕고 감성적인 분위기를 만들어 주는 기호식품이어서 좀처럼 끊기 힘들다고 호소하는 이들을 많이 만난다. 그러나 술과 커피는 모두 이뇨작용과 탈수증을 유발하는 음식으로

교감신경을 항진시킨다. 따라서 자율신경기능에 이상이 있는 사람은 끊거나 멀리하는 것이 치료에 도움이 된다.

디톡스의 기본: 저염, 소식, 채식

금할 음식들을 충분히 주의하여 피했다면, 다음으로 디톡스 식단의 기본, 저염, 소식, 채식을 챙길 차례다.

• **저염식**: 반찬의 간, 국물의 간을 대폭 줄이거나 없애는 저염식(低鹽食)은 혈압을 낮추고 신장과 심장을 편안하게 해주며, 과식을 방지하는 효과 또한 우수하다.

• **소식**: 소식(小食)은 장수 식단의 원칙인 동시에 자율신경기능 회복을 위한 디톡스 식단의 기본이기도 하다. 과식으로 인한 폐해는 생각보다 매우 커서 몸이 무거워지고 혈액을 탁하게 만든다. 그러므로 적게 먹는 습관으로 몸을 가볍게 만들어야 자율신경기능을 회복할 수 있다.

• **채식**: 채식(菜食)은 1일 1회에서 3회까지 가능한 만큼 많이 하라고 권하고 있다. 조리를 한다면 데치거나 가볍게 익힌 정도가 적당하다. 가능하면 조리를 하지 않은 생채소로 섭취하는 것을 권하고 있지만, 환자마다 위장과 장의 흡수 상태가 다르고 평소의 식습관을 컨트롤하는 능력이 다르기 때문에 상황에 맞게 주의시키고 있다.

빨셈식 건강법, 해독(Detox)

　'디톡스(Detox)'란 '독소를 없애다'라는 뜻의 영어 'Detoxification' 에서 유래한 단어로 몸 속 찌꺼기를 잘 내보내고 맑은 몸을 만드는 방법을 말한다. 오염된 환경, 기름진 음식, 화학물질이 가득한 집, 정신적 스트레스 등으로 인해 우리의 몸 안에는 독소가 쌓이게 되는데, 이러한 독소들은 혈액을 탁하게 만들고 간의 해독 기능을 떨어뜨리며 노폐물을 걸러주는 신장을 지치게 만든다. '디톡스 건강법'이란 이러한 몸 안의 독소들이 쌓이지 않도록 음식이나 생활 습관을 고쳐서 그때그때 신속히 배출하는 즉, '맑은 정신만 남기고 몸 속 찌꺼기는 내보내는 건강법'을 말한다.

몸 안을 청소하다, 디톡스 건강법

한의에서는 예로부터 외부 환경 또는 먹었던 음식들이 독소가 되어 알레르기가 발생하거나 건강을 해쳐서 병이 되는 경우, 해독(解毒) 작용이 있는 감초나 흑두 등을 이용해서 몸속의 독을 중화시키는 방법을 사용해왔다. 또 우리네 조상들이 물려준 고유의 발효식품인 된장 역시 예로부터 해독, 해열에 널리 사용되어 왔다.

된장에는 유해균이나 담배의 발암물질을 제거하고 독소를 없애주는 기능이 있다. 게다가 뱀에 물리거나 벌에 쏘였을 때 해독을 위해 바르는 민간요법으로써 과거부터 사용되었으며, 간의 독성을 제거해 주는 효과가 있어 우리 조상들은 술병이 났을 때 된장국으로 속을 풀어주었다.

디톡스 건강법이 나날이 인기를 더해가는 이유는 사람들의 관심이 몸에 좋은 무엇인가를 더하려는 '덧셈식 건강법'에서 몸에 해로운 것들을 없애려는 '뺄셈식 건강법'으로 옮겨가고 있기 때문이다.

디톡스의 대상이 되는 독소들은 다양한데, 대표적인 독소는 역시 인체를 서서히 시들게 만드는 무형의 독소인 '스트레스'다. 유해산소 역시 노화를 촉진시키고 암을 유발하는 독소로 알려져 있다. 환경문제와 연관된 독소 또한 많은데, 봄이면 시작되는 황사 먼지, 화장품이나 염색약에 들어있는 납, 자동차 매연 속의 비소, 농산물에 남아있는 농약 성분, 공장에서 뿜어내는 각종 유해물질 등이 대표적이다. 이렇게 내외적으로 쌓이는 독소들이 서서히 우리의 몸을 갉아 먹는다.

몸속의 독소를 빼내는 방법

최선의 방법은 명상과 운동을 통해 정신을 맑게, 몸은 깨끗이 유지하는 것이다. 가족이나 지인들과 속을 터놓고 대화를 나누거나 조용한 명상을 통해 심신을 안정시키는 방법을 통해 마음의 독소인 스트레스를 없애는 것. 그리고 운동을 통해 땀으로 노폐물과 유해물질을 배출시켜 유해산소를 없앨 수 있다.

또 한 가지가 더 있다면 술, 담배, 카페인을 줄이고 몸속 독소를 없애주는 디톡스 음식에 관심을 기울이며 자주 챙겨먹는 것이다. 디톡스 음식을 고를 때는 '무공해 재료를 고를 것', '농약 제거에 최선을 다할 것', '많이 씹어 먹을 것', '채소나 과일 종류를 많이 먹을 것', '해조류를 즐겨 먹을 것'을 잊지 말자.

• 알코올 해독: 인체에 주독(酒毒)이 쌓이면 숙취가 잘 풀리지 않는다. 주독은 체내에 들어온 과다한 알코올 성분이 분해되는 과정에서 생기는 습열, 열독의 기운이 체내에 영향을 미쳐 발생한다. 그 증상은 가볍게는 갈증부터 의식 혼탁, 기억력 상실, 두통, 설사, 복통, 부종, 근육통, 무기력 등 전신 증상까지 다양하다.

한의에는 주독을 풀기 위한 다양한 방법이 있는데, 주독에 의해 상한 간장을 치료할 때는 갈화, 청피, 인진 등의 한약재를 처방한다. 이를 통해 그동안 쌓인 습열을 제거하고 기운을 맑게 하여 간의 긴장과 피로를 풀어준다.

• 니코틴 해독: 흡연을 시작한 지 3년이 지나면 마약처럼 중독성이 생기는

데, 이는 담배에 포함된 니코틴 때문이다. 니코틴은 아편과 거의 같은 수준의 습관성 중독을 일으키기 때문에 약학적으로는 마약으로 분류되고 있는 물질로, 흡연자가 매일 30~40분에 한 대씩 담배를 피우게 만드는 원인이기도 하다. 그 중독성은 상당히 높은 수준으로 모르핀이나 필로폰보다는 약하지만 코카인이나 마리화나보다 강하다. 니코틴을 해독하는 음식으로는 생수, 녹차, 무설탕 껌, 오이, 당근, 토마토 등이 있다.

디톡스로
체내 독소부터 버려야

몸 안에 독소로 쌓이는 노폐물들이 너무도 많다. 노폐물이란 신체 대사를 방해하고 순환을 저해하는 요소들을 모두 의미하는데, 피자나 햄버거와 같은 밀가루 음식이나 군것질거리를 먹으면서 쌓인 가스, 무절제한 식사와 과음으로 쌓인 독소, 육류 위주의 식사로 생긴 나쁜 기름들, 그리고 수많은 식품첨가물들과 보존제, 심지어는 초미세먼지까지 모두 해당된다.

이런 노폐물들은 몸 안에 독소를 가득 채우고, 부종, 소화불량, 피부 질환, 변비, 비만, 알러지 질환, 면역계 이상, 자율신경계 이상 등 다양한 병적 증상들을 일으킨다.

체중보다 독소를 먼저 없애야

밖에서 사먹는 음식은 입맛을 돋우기 위해 기름, 조미료, 설탕 등을 많이 사용하기 때문에 집에서 먹는 밥보다 많이 먹게 된다. 따라서 외식을 자주하면 그만큼 뱃살을 빼기가 힘들어진다. 복부 비만은 잘못된 식생활과 무절제한 생활, 과도한 스트레스, 운동 결핍 등으로 기초대사량이 떨어져 있는 중년에게서 쉽게 볼 수 있다. 복부 비만은 특히 음주와 흡연 그리고 고지방 음식 섭취와 밀접한 관계가 있다. 흔히 살을 뺀다 하면 체중을 줄이는 것으로 생각하기 쉽지만, 건강을 위해서라면 체중 자체보다 몸을 무겁게 만드는 몸 안의 독소를 없애야 한다.

해독을 하지 않고 체중만 빼는 다이어트는 금세 요요가 오게 된다. 살은 다소 빠질지 몰라도 몸은 더 무거워지고 대사 순환은 더더욱 나빠진다. 그러므로 일정 기간 식사를 극히 절제하고, 외부 활동도 줄이면서 많이 자며, 마음도 편하게 먹고 오로지 내 몸만 바라보는 해독(디톡스)을 시도해야 한다.

해독을 함으로써 오장육부가 편안히 쉬게 되며 대사 순환이 바로 잡히고 몸속의 기혈 순환이 정상화된다. 특히 나이가 많을수록 그동안 쌓인 독소가 많기 때문에, 해독을 먼저 하지 않고서는 체중을 빼기가 쉽지 않다.

비만 환자들은 말초까지 순환이 순조롭지 못하고 자율신경기능이 약해지기 마련이어서 몸이 늘 무겁다. 이들은 얼굴이나 다리 또는 전신의 부종을 자주 느끼며 변비와 설사가 잦고 속이 더부룩하며 항상 피로를 느낀다. 하지만 해독을 함으로써 살도 빠지고 오장육부의 기능도 제자리를 찾게 되며, 자율신경기능도 회복할 수 있다.

해독치료

한의에서는 우선 해독(디톡스) 효능이 있는 한약을 처방한 뒤 한의사에 관리 아래 개개인에 맞춘 해독 처방을 내린다. 즉, 식사를 조절하고 가벼운 운동을 지도하여 일정 기간 안전하게 해독을 할 수 있도록 개인적으로 처방하는 것이다. 필요에 따라서는 약침, 침, 뜸을 병행해서 해독 과정을 돕기도 한다.

해독치료를 마친 이후에는 몸이 한결 가벼워지고 혈압과 콜레스테롤, 고지혈증이 내려가며, 무엇보다 체중이 빠진다. 이러한 경험을 하고 나면 평소에 얼마나 독이 되는 음식들을 먹어왔는지 깨닫게 되며, 생활 습관에도 긍정적인 변화가 일어난다.

• 아티초크: 꽃봉오리는 간 해독 작용뿐 아니라, 전신에 디톡스 효과가 있다. 또한 항산화 성분이 풍부해서 숙변은 물론이고 독소 제거에도 탁월한 효과가 있다. 아티초크를 삶아서 먹거나, 아티초크 삶은 물을 차로 만들어서 매일 복용하면 디톡스는 물론이고 건강관리에도 도움이 된다.

• 클로렐라: 클로렐라에는 단백질, 탄수화물, 지방, 아미노산, 식이섬유 그리고 비타민과 무기질까지 각종 영양소가 풍부하게 함유되어 있다. 뿐만 아니라 납의 독성을 완화하고 체내 카드뮴 축적을 억제해 주기 때문에 디톡스에 탁월한 효과가 있다.

아침을 먹어야
살 빠진다

습관적으로 아침을 거르는 사람들이 생각보다 많다. 질병관리본부의 국민건강영양조사에 따르면 국민 10명 중 3명 정도는 아침을 거르고 있다고 한다. 많은 이들이 점심시간까지 공복으로 생활한다는 이야기인데, 아침을 먹지 않는 습관이 건강에 미치는 영향을 살펴보면, 아침을 먹을까 잠을 더 잘까를 고민하는 사람이 줄어들지 않을까?

아침 식사가 인체에 미치는 효능

• 두뇌 활성화: 일반적으로 두뇌 활동에 사용되는 에너지는 하루 400Kcal 정도이다. 성인 하루 기초대사량이 남자 2,500kcal, 여자 2,000kcal인 점을 생각해볼 때 뇌가 소모하는 에너지가 상당하다는 점을

알 수 있다. 이처럼 다량의 에너지를 소모하는 두뇌는 움직이는 힘을 포도당에서 얻으므로, 규칙적으로 적절히 당분을 섭취해야 두뇌가 제대로 활동할 수 있다.

저녁 식사가 끝난 뒤부터 다음 날 아침 식사 전까지 뇌는 오랜 기간 연료가 부족한 상태가 된다. 그래서 아침밥을 굶게 되면 에너지 부족으로 오전 시간 동안 체내활동이 원활하지 못하게 되고, 특히 많은 포도당을 요구하는 뇌 활동이 떨어져서 정신적인 활동이 둔해진다. 아침 식사를 거르면 집중력이 낮아지고 신경질적이며 문제 해결 능력이 감소한다는 보고도 있다.

• 불안, 초조, 피로감 증가: 아침밥을 먹지 않으면 뇌하수체에 있는 식욕 중추의 흥분 상태가 유지되고 감정 중추에도 영향이 생겨 정서적으로 초조하고 불안하며 만성적으로 피로한 상태가 지속된다. 즉, 빈속으로 일하는 사람이 아침을 먹는 사람보다 피로감, 초조감을 더 느끼는 것이다. 따라서 심신의 활력이 떨어져 있는 사람일수록 아침 식사를 잘 챙겨 먹어야 한다.

• 과식 및 폭식 예방: 진료실에서 접하는 비만 환자 중 상당수는 아침을 먹지 않았는데, 아마 아침 한 끼라도 줄이면 하루에 섭취하는 칼로리의 총량이 줄어서 체중 조절에 도움이 될 것으로 생각했기 때문인 것 같다.

그런데 사실 아침을 굶으면 식욕을 촉진하는 호르몬이 더 많이 분비되어 점심과 저녁에 과식 또는 폭식하게 된다. 게다가 우리 몸은 아침을 굶으면 다음 날 아침에 찾아올 기아(飢餓) 상태에 대비해 조금이라도 더 열량을 저축해두며, 그렇게 저축된 잉여 영양분이 피하지방에 축적된다.

건강을 위해 소식(少食)하기로 마음먹은 사람이라면 점심과 저녁 식사량을 억지로 줄이려고 노력하기보다는 아침을 챙겨 먹는 것이 더 낫다.

• 장운동 활성화: 아침 식사는 변비와도 관련이 있다. 규칙적으로 변을 보는 사람은 대부분 아침 식사 뒤 화장실에 간다. 섭취한 음식이 장을 자극해 배설로 이어지기 때문이다. 실제 진료실에서 만나온 변비 환자 중 아침을 먹는 사람보다는 거르는 사람이 많았다.

• 자율신경기능 회복: 스트레스나 지속적인 긴장으로 인해 교감신경의 흥분 상태가 오래 지속되면 자율신경의 균형이 깨어지고 혈압과 혈당이 올라가며, 가슴이 두근거리고 호흡이 불규칙해지며 심한 피로감을 느끼게 된다. 특히 오전 8시는 스트레스 호르몬으로 불리는 코르티솔의 분비가 하루 중 최고인 시간으로, 교감신경이 항진된 사람에게는 가장 힘든 시간이기도 하다. 이때 아침 식사는 신체리듬을 바로 잡는 데 도움이 되며, 이는 곧 자율신경기능 회복으로도 이어진다.

건강한 아침 식사 습관

한국인의 아침 식사로는 역시 한식이 최고다. 밥과 국, 생선, 나물 위주의 소박한 밥상은 잠에서 갓 깨어난 몸을 풀어주는 데 큰 도움이 된다. 밥 속의 복합 당질은 두뇌 활동에 필요한 포도당을 공급해주고, 반찬의 단백질과 무기질, 비타민은 뇌세포의 활성을 돕는다.

반면에 초콜릿 음료처럼 단순히 당질만 많이 함유된 음식은 아침 식사로 좋지 않다. 이런 음식은 일시적으로 포도당 농도를 높여서 뇌 기능을 도와주기는 하지만, 뒤따라 분비되는 인슐린이 포도당을 근육으로 빠르게 이동시켜 혈당을 급격히 끌어내린다. 결과적으로 한식을 먹을 때보다 지구력과 참을성이 적어지고 피로감을 더 많이 느끼게 된다.

한식을 챙겨 먹기 어려운 이들에게는 아침 대용식으로 ABC 주스를 오래 전부터 권하고 있다. ABC 주스란 사과(Apple), 바나나(Banana), 당근(Carrot)을 적당히 잘라 믹서에 넣고 갈아 우유나 설탕, 소금으로 간을 한 음료이다. 당분은 물론 비타민이 듬뿍 들어 있어 영양 만점인데다가, 위액분비를 촉진하고 피로도 풀어주는 사과와 당근, 포만감을 주는 바나나의 조화는 아침 대용식으로 손색이 없다.

인절미는 한꺼번에 많은 양을 준비해두고 아침마다 식사를 대신해 조금씩 먹을 수 있어 편리하다. 쿠킹 포일에 한 개씩 싸서 냉동실에 얼려둔 것을 프라이팬에 노릇노릇 구워서 먹으면 아침 대용식으로 그만이다. 특히 소화 기능이 약한 사람에게 권할 만하다.

변비 없는 사람도
숙변이 5Kg

변비가 없는 평범한 사람에게도 약 5~7kg의 숙변이 존재한다. 그렇다면 변비를 심하게 앓는 사람은 어떨까? 무려 9~14kg의 숙변을 몸속에 지니고 있다.

배변을 통해 밖으로 나가지 못하고 장 속에 쌓여서 정체된 숙변은 배설해야 될 통로를 막고 부패하면서, 대장균이나 부패균과 같은 나쁜 균을 만나 유독가스를 발생시키고, 장의 주름진 곳마다 남아 각종 질병의 원인이 된다.

숙변이 몸을 망가뜨린다

유명하다는 다이어트 병원의 가장 기본적인 코스는 '변비 해소, 숙변 제거' 요법으로 구성되어 있다. 변비 치료가 체중 감소를 위해 실시하는 프로그램 중 기본이 될 수밖에 없는 이유는, 단계적으로 실시하는 다른 다이어트 치료 방법이 아무리 훌륭하더라도 배변이 원활하지 못한 사람에게는 체중 감소 효과가 덜하기 때문이다.

다이어트 초기에 숙변을 제거해두면 치료 시작부터 숙변이 빠진 만큼 눈에 띄게 줄게 된 체중 덕분에 체중 감소에 대한 의욕이 한층 더 강해져, 이후의 치료에 대한 기대치가 높아지는 시너지 효과도 있다.

대장에는 배설되기를 기다리는 노폐물이 쌓이면 그때그때 변의(便意)를 통해 외부로 배설하는 생리적인 기능이 갖추어져 있다. 그런데 이런 기능이 약해지면 배출되는 것보다 속에서 남아있는 노폐물이 더 많아지면서 대장의 주름 속에 끈적끈적하고 오래된 변이 들러붙게 된다. 이처럼 대장 벽에 붙어 있는 묵은 변과 찌꺼기들을 숙변(宿便)이라고 하는데, 이것이 쌓이게 되면 부패와 발효를 반복해서 대장의 점막 내부를 채워 점점 더 병들게 만든다.

숙변에서 생기는 독소는 혈액을 타고 몸의 각 장기에 흘러 들어가 다양한 증상을 일으킨다. 항상 가스가 차서 헛배가 부르고 배가 부글거리며 식욕이 없는 등의 소화장애는 물론이고, 전신이 무겁고 힘이 빠지며, 머리가 무겁고 우울감과 불쾌한 전신 증상까지 생긴다.

변비가 심한 사람은 예민하고 신경질적인 성격이 형성되며 만성두통을 호소하는 경우가 많다. 아랫배가 나오거나 요통이나 어깨 결림 같은 증상도 겪는다. 치질이 생기는 것은 물론이고 여성의 경우에는 기미, 여드름 같은 피부 트러블이 발생한다.

장 건강은 피부 건강과 직결

피부는 몸의 건강 상태를 체크할 수 있는 바로미터다. 무척 피로한 날은 피부가 축 쳐지거나 윤기가 없고 뾰루지가 많이 생기게 되며, 반대로 잠을 푹 자고 컨디션이 좋은 날은 피부가 반짝거리고 탄력이 있으며 화사한 색을 띠게 된다. 변비에 걸리면 대변을 제대로 보지 못하고 숙변이 쌓여서 메탄, 암모니아, 일산화탄소 등 유독가스가 몸속의 다른 장기에 그대로 영향을 미치게 되니, 피부에도 좋지 못한 것은 어쩌면 당연한 일일 것이다.

숙변 때문에 생기는 피부 트러블은 주로, 얼굴색이 어두우면서 칙칙해지고 잡티가 생기며 기미, 잔주름, 여드름이 발생하게 된다. 흔히 피부 트러블이 생기면 원인은 생각지 않고 피부 겉 표면만 살펴보게 되는데 몸 속에서 발생할 수 있는 원인 중 가장 먼저 생각해 보아야 할 것이 바로 변비다.

숙변 없는 세상을 위한 알로에

알로에는 위장병과 변비 개선에 뛰어난 효과를 인정받고 있는데, 알로에 잎을 잘라두면 흘러나오는 유난히 쓴 황색 물질이 변비에 특히 효과가 있다. 이 알로에 액즙은 소화액의 분비를 촉진시켜 소화불량을 개선하는 효과도 뛰어난데, 실제로 알로에베라의 경우 소화성 궤양에 효과가 있었다는 임상 보고도 있다.

7장

뇌와 위, 장은 연결되어 있다

위장

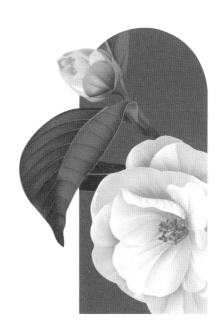

뇌가
위장 건강을 좌우한다

한국인 4명 중 1명은 변비, 설사, 위장병을 달고 산다. 잘 먹고 잘 배출하는 것은 건강의 가장 기본 조건인데, 이것이 안된다는 것은 삶의 질을 형편 없이 떨어뜨리는 고통이다. 특히 만성 소화기 증상을 겪고 있는 사람 중에 절반 이상은 내시경 검사에서도 이상 소견을 찾을 수 없다. 신경성, 만성에 가려진 소화기 장애의 진짜 원인은 무얼까?

위장장애, 한국인의 고질병

맵고 짠 음식을 많이 먹는 한국인은 위장장애를 가지고 있는 사람이 많은 데, 성인 4명 중 1명 꼴로 위염이나 위궤양, 역류성 식도염, 과민성대장증후 군을 호소한다는 보고가 있을 정도다. 속이 쓰리고 답답하고 소화가 안 되며, 가스차고, 변비가 심하거나 설사로 고통받는 사람이 워낙 많다는 이야기다. 이쯤 되면 위장병이 한국인의 고질병이라고 해도 되지 않을까?

소화불량은 음식을 많이 먹었거나 상한 음식을 먹어서보다는 주로 스트레스나 긴장으로 인해 발생하는 경우가 더 많다. 어째서 그런 것일까? 뇌와 위장, 그리고 대장은 자율신경으로 연결된 통로를 통해 끊임없이 소통하며 서로 영향을 미친다. 그런데 불안이나 긴장 등의 심리적인 스트레스를 받게 되면 뇌와 위장을 연결하는 자율신경에 부담이 생긴다. 이 때문에 흔히 우리가 신경성이라고 부르는 기능성 위장장애가 발생하는 것이다.

위장장애가 발생하면 체를 하거나 소화가 되지 않거나 심한 경련성 복통 등이 나타날 수 있다. 그래서 내시경 검사로는 별 이상이 없는데도 위장병을 호소하는 사람들이 많은 것이다.

이처럼 직접적인 염증이나 궤양 등의 질병 없이, 심리적으로 불안하고 긴장되기만 하더라도 위장이나 장의 기능에 문제가 생기고 다양한 증상이 발생할 수 있다. 소화기 내과를 찾는 환자 중에 많게는 70%까지 기능성 위장병을 앓고 있다는 보고가 있는데, 일반적으로 이런 환자들은 소화제, 제산제 등의 내과 약에 진정제, 항우울제 등의 정신과 약을 함께 처방받게 된다.

한편, 한의원을 찾는 위장병 환자의 대부분도 기질적인 이상이 없는 기능성 위장장애 환자들인데, 한약과 약침, 침 뜸 등으로 수월하게 치료할 수 있다.

뇌와 위장을 연결하는 자율신경

우리의 뇌는 다양한 호르몬을 분비해 자율신경의 균형을 맞추는데, 이 자율신경계가 우리의 위장에 지대한 영향을 끼친다. 즉, 자율신경계의 균형의 차이가 위장 건강을 좌우하는 셈이다.

예를 들면, 교감신경이 항진되면 위의 움직임이 민감해져서 소화불량 증상이 나타나고, 장을 자극해서 설사나 변비가 나타난다. 반대로 부교감신경이 과하게 항진되면, 위의 운동이 느려지고 위산의 분비가 억제되어 소화가 느려진다. 그래서 위장장애 증상을 겪고 있는데 병원에서는 검사상 아무 이상이 없다고 할 때는 혹시 자율신경계 균형이 무너진 게 아닌지 생각해보는 것이 좋다.

자율신경 검사를 해보면, 건강한 사람은 자율신경이 균형 잡혀있고 복부는 따뜻하며 뇌파는 안정된 것에 비해, 위장병 환자는 자율신경의 균형이 깨어져 있고 복부는 냉하며, 뇌파가 불안하고 복잡한 양상을 띤다.

기능성 위장장애 환자를 제대로 치료하기 위해서는 소화제나 제산제, 진통제를 처방해서 대증치료를 할 것이 아니라, 교감신경과 부교감신경의 균형을 맞추고 복부를 따뜻하게, 그리고 뇌파는 안정되게 그 원인을 치료하는 것이 옳다. 뇌와 위장은 자율신경으로 연결되어 있으며 서로 지배를 받기 때문이다.

마음이 평안하고 뇌파가 안정되면 위장도 편안해지고, 소화도 잘되며, 배변 상태도 좋아진다. 이렇게 활성화된 부교감신경은 긴장이나 불안, 스트레스로 인한 교감신경 항진상태를 안정화시켜 준다.

위장병인데
항우울제를 먹는다고?

전 세계 성인 10명 중 4명이 기능성 위장장애를 가지고 있다는 연구 결과가 있고, 특히 여성은 49%가, 남성은 37%가 기능성 위장장애 진단을 받았다고 하니, 위장병이 맵고 짠 음식을 많이 먹는 한국인만의 고질병은 아닌 모양이다.

기능성 위장장애 진단하기

복통, 답답함, 속 더부룩함, 소화불량, 메스꺼움, 설사나 변비, 가스, 부글거림 등의 증상이 아무 원인 없이 3개월 이상 지속되며 위내시경과 장 내시경 등의 검사 결과 이상 소견을 발견할 수 없는 경우, 기능성 위장장애로 진단한다. 우리 주위에는 이렇게 검사로는 정상이라는데, 위장 증상을 심하게 호소하면서 소화제나 위산 조절제를 평생 달고 사는 사람이 의외로 많다. 우리 역시 소화제나 제산제 등을 가볍게 여기고 수시로 복용하고 있지 않은가?

기능성 위장장애는 결국 위장 본연의 기능인 위장 운동과 흡수 기능이 제대로 작동하지 않는다는 이야기다. 물론 섭취한 음식의 영양분을 제대로 흡수하지 못하는 문제도 발생한다.

위장 기능에 문제가 생기면 먹고 싶은 것을 마음대로 먹어보지 못하고, 억지로 먹어도 살이 찌지 않으며, 식사 시간이 되어도 배고프지 않고, 조금만 많이 먹어도 복통과 더부룩함으로 고통을 겪으므로 먹는 즐거움을 느끼지 못하고 살게 된다. 게다가 위장이 제대로 기능을 하지 못해 당연히 장의 운동과 흡수력에도 문제가 생기고, 변비나 설사, 장 속에 가스가 꽉 차는 등의 증상이 따라온다.

기능성 위장장애는 위내시경으로 문제를 파악하지 못하는 것이 일반적이다. 따라서 환자는 흔히 신경성이다, 예민해서, 스트레스 때문이라는 이야기를 듣게 되며, 명확한 원인도 모른 채 성격 탓, 환경 탓을 하며 살게 된다.

검사에 이상이 없으니 약 또한 환자의 증상 호소 상황에 따라 위장관 운동 촉진제, 소화제, 가스 제거제, 변비약, 설사약 등의 증상 개선제 위주로 처방받게 된다. 그 뒤로는 증상을 악화시키는 음식을 피하고, 식사 후 산책을 권한다는 수준의 뻔한 조언만 듣는다. 상황이 이렇다 보니 환자 역시 자신의 병을 완치 없이 소화제나 제산제만 사 먹으면서 평생 앓는 것으로 생각해 치료를 포기하고 만다.

기능성 위장장애의 치료

이렇게 처방하는 약이 만족스럽지 못한 만성 기능성 위장장애 환자의 경우, 불안이나 긴장, 불면 환자에게 처방했던 정신과 약물인 항우울제를 처방한다. 이들은 내과 약 대신 정신과 약을 처방받음으로써 증상을 덜 느끼게 된다.

물론, 항우울제를 먹고 난 뒤 증상을 못 느끼고 일상생활이 가능하게 되었다고 해서, 위장이 정말 괜찮아진 것인지에 대해서는 고민이 필요하다. 게다가 항우울제에는 당연히 부작용이 존재한다는 점도 기억해야 한다. 혈압이 떨어지거나, 변비가 생기거나, 안압이 올라가거나, 졸리거나 하는 부작용이 있으니 꾸준히 전문가와 상담하면서 복용하는 것이 중요하다.

결과적으로, 위장약 대신 항우울제를 먹어야 반응이 나타날 정도로 심각한 기능성 위장장애 환자의 경우에는 위장 기능을 회복하는 치료를 받아야 한다.

뇌와 위장은 자율신경 통로를 통해 연결되어 있다. 그러므로 치료를 위해서는 자율신경의 균형을 맞춰주는 것, 그리고 뇌파의 안정을 찾아주는 것이 매우 중요하다. 한의에서는 자율신경과 위장 그리고 뇌의 상호 연결 작용을 고려해서 한약을 처방하고 약침을 시술한다. 이처럼 원인치료를 통해 치료 후에 회복된 위장 기능을 스스로 유지하고 약 없이 일상생활이 가능하도록 돕는다.

식사 습관이 중요해

속이 쓰리고 소화가 안 된다면서도 항상 맵고 간이 진한 음식만 먹으려는 사람이 있다. 반대로 음식을 가능하면 아예 먹지 않으려는 사람도 있다. 사실 두 경우 모두 제대로 된 식습관이라고는 볼 수 없다.

가능한 위장의 소화 부담을 덜어주는 방법으로 식사하는 습관을 들이는 것이 중요하다. 하루 세끼가 아니라, 4~5끼로 식사 횟수는 늘리되, 식사량은 줄이려고 노력해보자. 그리고 지방 성분이 많은 음식, 그리고 육류는 소화를 더디게 만들고 위장관에 음식이 오래 머물게 하여 증상을 악화시키니, 가급적 피하는 것이 좋다. 한편, 속이 답답할 때 시원함을 느낀다는 이유로 매일같이 차가운 탄산음료를 마시는 사람도 있는데, 탄산음료는 위에 가스를 더 발생하게 만들고, 위의 식도 괄약근을 약하게 만들어서 역류 식도를 유발하게도 하니 주의하는 것이 좋다.

신경성 위장병은 치료도 중요하지만, 치료 이전에 식습관을 제대로 잡는 것, 그리고 스스로 식사의 품질과 양을 조절하는 것이 무엇보다 중요하다. 그리고 되도록 아침에는 간단하게라도 식사하자. 진료실에서 만난 수많은 위장병 환자 중에서도 아침을 제대로 챙겨 먹는다는 사람은 드물었다. 이는 바꿔 말하면, 아침을 제대로 챙겨 먹는 사람 중에는 위장병 환자가 드물다는 말과 같다.

아침을 저녁 식사처럼 제대로 갖춰 먹을 필요는 없다. 컴퓨터를 부팅시키려면 파워 스위치를 눌러야 하듯이, 아침을 먹는 일은 밤새 쉬었던 위장에 스위치를 눌러서 인체 시스템을 부팅시켜 주는 것과 같은 일이다.

또한, 세 끼 식사는 항상 일정한 시간에 맞춰 먹도록 신경 쓰되 즐거운 마음으로 먹을 수 있어야 한다. 한 끼 식사량은 줄이되 식사 횟수를 늘리는 것이 좋다. 각 끼니는 조금 적은 듯이 먹는 대신 식사 중간중간에 간단히 간식을 먹고, 취침 전에는 아무것도 먹지 않는 게 좋다.

한 달만 식사 다이어리를 써보면 자신의 식습관을 확실히 파악할 수 있다. 식사 시간과 종류, 외식인지 집밥인지를 구분하고, 위장 통증이나 배변 여부도 기록한다. 식사 다이어리에 자신이 지금까지 알지 못했던 술, 담배, 커피, 탄산음료의 섭취 횟수와 식습관까지 한꺼번에 체크해봄으로써, 현재 상황을 손쉽게 정리할 수 있다.

식사 다이어리에는 습관적으로 복용하고 있는 소화제 용량이나 횟수까지 모두 적어야 한다. 속이 늘 불편해서 자주 체하거나 탈이 잘 나는 사람의 경우, 흔히 습관적으로 복용하게 되는 소화제나 제산제 등의 위장약, 드링크제까지 기록해서 살펴보면, 상습적인 약 복용 습관까지 파악할 수 있어 식습관을 교정하는 데 도움이 된다.

스트레스가
장 건강도 망친다

대뇌의 스트레스 감각이 대장에 조건반사를 일으켜

장은 '제2의 뇌'라는 별명이 있을 정도로 심리 상태에 따라 예민하게 반응하는 기관이다. 그래서 스트레스를 심하게 받으면 장의 움직임을 지배하는 자율신경이 제대로 기능하지 못해 장운동이 너무 느려지거나(변비), 반대로 너무 빨라지거나(설사), 운동 속도가 바뀌는(변비와 설사를 교대로) 등 비정상적으로 활동하게 된다. 이것이 과민성대장증후군의 실체이다.

과민성대장증후군이 생기는 이유는 대뇌의 감각과 장이 조건반사를 형성하고 있기 때문이다. 그래서 불안감이나 긴장감이 느껴질 때, 위가 쑤시듯 아프거나 식욕이 없어지기도 하며, 갑자기 심한 복통과 함께 배변감을 느껴 화장실을 들락날락하게 된다.

과민성대장증후군 환자들은 대뇌에서 느끼는 스트레스 감각이 교감신경을 자극해서 대장에 즉각적인 조건반사를 일으키는데, 이러한 조건반사가 한번 형성되면 극심한 스트레스 상황에서 벗어나더라도 증상 자체는 그대로 남게 된다. 과민성대장증후군으로 인해 일상생활이 불가능할 정도로 괴로워지는 것이다. 이러한 증상은 환자의 심리적인 요인에 따라 호전과 악화를 반복한다.

과거 이 병은 경제 활동을 하면서 받는 스트레스가 절정에 달하는 4050 중장년층이 많이 앓고 있었지만, 최근에는 20~30대는 물론, 어린이와 중고등학생에게서도 흔히 발생하고 있다. 병이 시작되는 나이의 50% 이상이 35살 이전이며, 40%는 35~50살 사이이다.

과민성대장증후군은 여자가 남자보다 발병률이 2배나 높은데, 남자는 설사나 무른 변이, 여자는 변비나 복통 또는 변비와 설사가 반복되는 유형이 많다. 또한 가족 내에서 증상이 이어져 나타나기 쉽다. 부모가 병을 앓고 있으면 자녀 역시 같은 병을 앓게 될 가능성이 있다. 국내에서는 특히 20대 젊은이들의 25%가량이 과민성대장증후군을 앓고 있다는 보고가 있는데, 이들이 불규칙한 식습관과 취업 준비로 인한 미래 불안감 등으로 스트레스를 많이 받는 환경에 놓여있기 때문이다.

스트레스와 장내 유익균의 상관관계

과민성대장증후군이 생기는 주된 원인은 가정, 직장, 사회에서 경험하는 정신적인 스트레스이다. 장은 심리 상태에 따라 예민하게 반응하는 장기이므로, 정신적인 스트레스를 받게 되면 장의 운동을 지배하는 자율신경이 자극받게 된다. 그 결과 장운동이 약해지거나 반대로 심해져서 변비 혹은 설사가 반복되는 과민성대장증후군으로 발전하게 된다. 또한 육류를 장기간 섭취해도 장운동이 둔화해 과민성대장증후군이 생길 수 있으며, 한때 장염을 길게 앓았거나 변비약을 오래 복용한 사람도 대장 감각이 둔해지면서 재차 증상이 나타나기도 한다.

건강한 장에는 비피더스균을 비롯한 유익균이 풍부해서 장내의 환경 정비나 장의 연동 운동을 촉진하게 만든다. 그래서 유익균이 많은 장은 변비나 설사 증상이 생기지 않는다. 그런데 스트레스가 심해지면 식중독을 일으키는 웰치균(welch's bacillus) 또는 대장균 등의 장내 유해균이 늘어나 변비나 설사 증상이 생기게 된다. 실제로 전쟁이나 범죄 등 극한의 스트레스에 시달린 사람의 장에는 유익균인 비피더스균이 대부분 없어지고, 웰치균이나 대장균 등이 수십 배나 증가했다는 보고가 있다. 이처럼 장내 유해균 속에 있는 스케톨(sketole)이나 이노시톨(inositol) 등의 유해 물질은 장의 점막을 자극해서 대장암을 유발하는 원인이 되기도 한다.

불안한 마음부터 치료한다

과민성대장증후군의 치료를 위해서는 무엇보다 환자 스스로 마음을 편히 가지고 식습관을 개선하려는 적극적인 노력이 필요하다. 또한 맵고 짠 자극적인 음식이나 기름진 음식보다는 담백한 음식 위주의 식단으로 위장과 대장에 자극을 줄이는 것이 맞다.

장의 움직임을 주관하는 자율신경계에 이상이 있다면 자율신경기능 회복을 위한 치료가 병행되어야 한다. 즉, 과민성대장증후군은 장을 치료할 것이 아니라, 불안해서 항진된 교감신경을 치료해야 한다. 이것이 근본적인 해결 방안이다.

이 때문에 병원에서는 과민성대장증후군 환자에게 지사제, 소화제, 진통제 등 내과 약물이나 함께 신경안정제, 항우울제 등 정신과 약물을 동시에 처방해 치료한다. 반면에 한의에서는 장과 뇌를 하나의 유기적인 에너지 결합체로 보기 때문에, 심리적인 안정과 편안함을 찾을 수 있도록 면역력과 자율신경 회복에 중점을 두는 근본적 치료를 시행한다. 따라서 장을 편안하고 튼튼하게 하는 한약 처방과 면역을 회복하는 약침으로 꾸준히 치료하는데, 그러는 동안 자율신경이 회복되면서 장의 기능이 좋아지고 튼튼해지고 자연스레 증상도 점점 호전된다. 단, 치료 기간은 개인의 상황에 따라 다르므로 진찰을 통해 구체적으로 살펴봐야 한다.

장을
망가뜨리는 습관

무심코 반복하는 사소한 습관이 병을 만든다. 우리가 흔히 행동하는 사소한 습관들이 어떻게 장 건강을 망가뜨리고 있는지 알아보자. 특히 장 건강은 식습관, 생활 습관과 밀접한 관련이 있다. 따라서 습관만 바꿔도 병을 예방하거나 치료에 도움이 될 수 있다.

장 건강을 잘 관리한다는 것은 곧, 장 속에 좋은 균을 얼마나 많이 유지하고 있는가 하는 문제와도 상통한다. 장에는 면역 세포의 70%가 몰려있다. 장이 건강해야 면역력도 좋아지는 것이니, 건강을 위해 장 기능을 잘 관리하는 것이 정말 중요하다.

항상 뱃속이 불편하고 가스가 차며 부글거리는가? 대변을 시원하게 보질 못하거나, 보더라도 형태가 없이 풀어지고 잔변감이 있는가? 이럴 때는 장에 좋다는 것을 찾아 먹으려고 애쓰기 전에, 현재의 식사 내용 및 습관을 먼저 들여다보는 것이 도움 된다.

식습관 문제

과민성대장증후군 환자의 4명 중 3명은 지방이 많은 음식을 먹으면 바로 복통이나 설사를 일으킨다. 지방을 소화하는 과정에서 가스가 많이 만들어지고, 장의 흡수력도 이미 떨어져 있기 때문이다. 우유, 알코올, 밀가루 음식, 육류 등이 대표적으로, 과민성대장증후군 환자라면 이러한 음식은 피해야 한다. 그 외에도 탄산음료, 찬 음료, 매운 음식, 라면, 커피, 오렌지주스 등도 적극적으로 피하는 것이 좋다. 간을 싱겁게 하고, 최소한의 양념을 사용해서 재료 본연의 맛을 살린 담백한 음식으로 식사하는 습관을 들이는 것이 현명하다.

과일과 채소에는 장 건강에 이로운 영양소가 많으며, 특히 섬유질이 다량 들어 있어 장 건강을 지킬 수 있는 최고의 음식으로 꼽힌다. 비록 섬유질은 영양 성분이 없지만, 장에 도달할 때까지 분해가 되지 않은 채로 이동하여 장 속의 병균과 노폐물을 흡착한 뒤 바로 대변으로 배출시키는 장 청소부 역할을 한다. 이처럼 매일 먹는 과일과 채소는 장 속 환경을 깨끗하게 유지하도록 돕는 일등 공신이다.

장이 안 좋다는 이유로 진료실에서 만났던 사람 중에는 과일이나 채소 먹기를 싫어하는 경우가 많았다. 혹여나 장 건강에 좋은 음식을 피하면서 다른 음식들을 찾아다니고 있지는 않았는지 먼저 살펴볼 일이다.

육류는 소화가 쉽게 되지 않고, 장 속에 오래 머물러 있으면서 독성 물질을 만들어낸다. 게다가 우리의 몸은 육류를 소화하기 위해 담즙을 과하게 분비하는데, 이 과정에서 대장의 세포분열이 과도해지면서 대장암 발병률이 높아진다. 곡물, 채소, 과일을 주로 먹었던 과거보다 육류를 많이 먹는 오늘날 대장암 발병률이 대폭 올라간 것이 그 증거다. 게다가 육류에는 장 건강에 이로운 식이섬유는 조금도 포함되어 있지 않다.

항생제 및 생활 습관 문제

항생제는 장 속에 투하하는 원자폭탄처럼 장 속 환경을 순식간에 파괴한다. 장 속의 유익균과 유해균을 구별하지 않고 모두 파괴할 수 있다는 점에서 항생제 복용은 장 건강에 치명적이다. 장이 건강했던 사람도 항생제를 복용한 후에는 한동안 면역력이 떨어졌음을 느끼게 되며, 평소 장 건강이 안 좋은 사람이라면 항생제 복용 후에 장염, 피부발진, 심한 피로감이 발생할 수 있다.

걷기 운동은 장의 움직임을 촉진해서 변비를 예방하고 면역체계를 강화함으로써 대장암을 예방한다. 또한 전신을 균형 있게 만들고 대사 순환을 좋아지게 하며, 면역력 향상에 도움을 줄 뿐 아니라 장의 움직임을 원활하게 돕는 최고의 운동이다.

반면에 걷지 않고 앉아있는 습관이 있는 사람은 변비가 생기기 쉬우며, 복부에 가스가 차거나, 면역력이 저하될 수 있다. 규칙적으로 걷는 습관은 규칙적인 배변을 돕고, 건강을 유지하는 데도 큰 도움이 된다.

장 건강 좌우하는 음식이야기

해가 되는 음식

· 고지방 음식: 과민성대장증후군 환자 4명 중 3명은 고지방 음식을 먹으면 지방 성분이 잘 소화, 분해되지 않아서 가스가 많이 만들어지고, 장내 염증이 악화되어 바로 복통이나 설사를 일으킨다. 부침개, 삼겹살, 피자, 인스턴스 식품, 프라이드치킨 등 튀기거나 볶은 기름진 음식은 먹지 않도록 한다.

· 글루텐 음식: 글루텐(gluten)은 불용성 단백질로, 밀, 호밀, 보리 등에 들어 있으며 식품의 점성을 높여서 쫄깃한 식감을 주는 역할을 한다. 그러나 글루텐은 소화 효소로 잘 분해되지 않고 장에 남아서 가스를 만들어내며, 각종 만성염증을 일으켜서 장 질환이나 알레르기를 유발할 수 있다.
특히 글루텐의 일종인 글리아딘은 소장의 점막을 손상시켜 흡수 장애를 일으키기도 한다. 사람에 따라 글루텐 분해 효소가 부족하거나 아예 없는 경우, 설사, 복부 팽만, 복부 가스 증상이 심하게 나타날 수 있다. 글루텐 성분은 밀, 호밀, 보리, 귀리 등에 있으며, 밀가루가 들어간 과자나 빵, 만두는 물론 보리로 만든 맥주 등도 모두 글루텐 음식이다.

• 고 포드맵(high FODMAP) 음식: 포드맵이란 소화효소로 잘 분해되지 않고 대부분 장에 남는 당을 말하는데, 올리고당, 이당류, 단당류, 폴리올 등이 이에 속한다. 특히 고 포드맵 음식이란 이러한 당 성분이 많은 음식으로, 장에 잘 흡수되거나 분해되지 않아, 설사와 가스가 쉽게 생기며 복통과 복부 팽만감을 유발한다. 생마늘, 무, 파, 고추, 된장, 고추장, 쌈장, 버섯, 양배추, 생양파, 콩류, 사과, 배, 수박, 복숭아, 사이다, 콜라, 우유, 치즈, 아이스크림, 살구, 체리, 자두, 아보카도, 자일리톨 등이 이에 속한다.

• 짜고 매운 음식: 장 점막을 자극하는 짜고 매운 음식들은 장의 염증을 악화시키며 장을 자극해 장운동을 빠르게 한다. 갑작스런 복통, 설사 등의 증상이 심해지게 하는 요인이 된다.

• 차가운 음식: 냉장고 속 과일이나 얼음과 같이 차갑게 먹는 음식들은 장을 자극해서 복통을 일으키고 설사를 유발한다. 따라서 과민성대장증후군 증상이 있다면 시원하고 차가운 음식들은 자제하는 것이 좋다.

도움이 되는 음식

• 저 포드맵(low FODMAP) 음식: 포드맵 성분은 분해되지 않고 장에 남기 때문에 가능한 적게 들어간 음식이 좋다. 바나나, 오렌지, 딸기, 포도, 블루베리, 키위, 라즈베리, 레몬, 귤, 토마토, 죽순, 당근, 고구마, 감자, 완두콩, 호박, 청경채, 샐러리, 생강, 상추, 피망, 근대, 시금치, 쌀, 오트밀, 기장, 퀴노아, 유당을 제거한 우유, 올리브 오일, 메이플시럽, 허브 등이 여기에 속한다.

• 글루텐 프리 음식: 말 그대로 글루텐 성분이 없는 음식이다. 밀가루 대신 쌀국수, 메밀, 당면 등으로 대체하면 좋다. 빵이라 해도 글루텐 프리 밀가루로 만든 것이라면 괜찮다.

• 유산균: 정장(整腸)작용을 하기 때문에 설사를 자주 하는 사람이나 헛배가 부르면서 방귀가 잦은 사람이 먹으면 효과가 있다. 장 내 좋은 균을 유지하는 데 도움이 되므로 요구르트나 유산균제제는 매일 꾸준히 먹는 것이 좋다.

• 청국장: 장내 부패균의 활동을 약화시키고 병원균에 대한 항균작용을 한다. 특히 생청국장은 살아있는 효소와 고초균 때문에 강력한 정장(整腸) 효과를 기대할 수 있어 변비나 설사를 없애는 효과가 크다. 단, 청국장은 5분 이상 끓이면 정장 효과가 있는 미생물과 인체에 유용한 효소가 완전히 파괴되기 때문에 주의해야 한다.

• **사과**: 사과는 예로부터 장에 좋은 과일로 알려져 왔다. 특히 사과주스는 장이 좋지 않은 사람이나 장염에 걸린 어린이들에게도 먹일 수 있다. 사과의 풍부한 펙틴과 섬유질은 소화 흡수를 돕고 변비를 예방하며 장을 깨끗이 한다. 또한 설사를 멎게 하는 것은 물론, 변비 환자에게도 효과가 있다. 만성 변비가 있다면 사과 1개를 껍질째 갈아 아침 공복에 마시자.

• **키위**: 키위는 생으로 먹는 과일 가운데 식이섬유가 가장 많이 들어있다. 키위 100g에 들어있는 식이섬유의 양은 2.5g으로 셀러리 4줄기와 맞먹는다. 성인의 하루 식이섬유 섭취량은 남성 20g, 여성 17g이므로 하루에 키위 2개를 먹으면 필요량의 3분의 1을 채울 수 있다. 키위는 이렇게 풍부한 식이섬유 덕분에 대장암은 물론이고 변비예방에도 효과가 뛰어나며, 평소 위산이 부족하거나 육류를 잘 소화하지 못하는 사람에게도 유용하다.

• **밤**: 밤은 기를 도와주고 장과 위를 든든하게 하는데, 특히 배탈이 나거나 설사가 심할 때 군밤을 천천히 씹어 먹으면 도움이 된다. 차멀미가 심할 때 생밤을 씹어 먹으면 증상이 가라앉기도 한다. 소화기능이 약해서 묽은 변을 자주 보는 사람이 찹쌀과 밤을 섞은 밤경단을 꾸준히 먹으면 장이 튼튼해지면서 변이 정상으로 돌아온다.

• **현미**: 현미를 먹어본 사람들은 평소보다 많아진 배변량에 놀라게 되는데, 이는 현미 속에 들어있는 풍부한 식이섬유 덕분이다. 현미 속의 식이섬유는 장벽에 자극을 주고 장의 연동운동을 촉진해서 변비를 해소하고 대변의

장내 통과시간을 짧게 한다. 현미를 발아시켜 싹이 나 있는 '발아현미'는 일반 현미에 비해 밥을 지을 때 불릴 필요가 없어(일반 백미처럼 밥을 지으면 된다) 편리할 뿐 아니라 일반 현미보다 섬유질이 훨씬 더 많다.

• 보리: 장을 튼튼하게 하는 보리 속 섬유소는 쌀보다 10배 이상 함유되어 있으며 장의 연동운동을 도와 소화흡수가 빠르고 변비를 예방한다. 보리밥을 먹으면 방귀가 잦은 것이 바로 이 식이섬유 때문인데, 특히 식이섬유인 베타글루칸은 장내 유익균의 증식을 도와 발암물질을 흡착하고 대장암을 예방하며 암세포의 성장을 억제하는 효과도 있다.

• 고구마: 고구마는 비장과 위를 튼튼히 하고 혈액순환을 원활하게 하는 효능이 뛰어나다고 하여 설사나 만성 소화불량증 치료에 두루 쓰인다. 특히 고구마에 풍부하게 들어 있는 식물성 섬유는 수분 함량이 많고 소화가 잘 안 되기 때문에 대장의 운동을 활발하게 만들며 장 속의 이로운 세균을 늘려 배설을 촉진한다.

• 죽순: 죽순의 씹히는 맛을 내는 섬유질 성분이 장의 연동운동을 돕고, 기능도 조절해줄 뿐 아니라 유익한 균이 잘 자라도록 한다. 또한 죽순의 칼륨 성분은 몸속에 있는 나트륨을 밖으로 내보내기 때문에 고혈압 예방과 혈압 조절에도 효과가 있다. 게다가 죽순은 원기를 회복하는데도 도움이 되는 스태미나 식품이기도 하다.

•다시마: 다시마에 들어있는 알긴산은 해조류의 20-30%를 차지하는 끈끈한 성질의 섬유질로, '몸 속 청소효과'를 지닌 특별한 성분이다. 알긴산은 마치 스펀지가 물을 빨아들이듯이 몸속에서 중금속이나 농약, 발암물질, 숙변, 장내 유해가스, 방사성 물질, 중성지방, 콜레스테롤, 노폐물을 몸 밖으로 끌고 나감과 동시에 배변을 돕기 때문에 변비를 치료하고 대장암을 예방한다.

•양배추: 양배추에는 식이섬유와 비타민 A, K, U가 들어 있어 과민성대장 증후군과 대장암 등에 좋다. 양배추의 식이섬유는 음식물의 영양분 흡수를 지연시켜 소화를 돕는데, 장염으로 설사가 심할 때는 찹쌀 죽에 양배추를 넣어 양배추 죽을 만들어 먹으면 도움이 된다.

•낫또: 대두를 낫또균으로 발효 및 숙성시켜 만든 일본 전통의 발효 식품으로, 장운동을 활발하게 해주어 장 기능을 돕는다. 게다가 면역력 강화, 비만 예방, 혈전 용해 효능이 있어 심혈관 질환에도 좋다. 또한 낫또 속에 풍부한 제니스테인 성분은 암의 생성을 막아, 암을 예방해 준다.

•당근: 당근은 성질이 따뜻하고 건위 효능이 있어서 소화불량, 복부팽만, 설사에 효과가 있다. 따라서 뱃속이 냉하거나 위염, 위궤양, 대장염 등 염증성 질환을 가진 사람에게 좋다. 또한 호흡기와 소화기 점막의 저항력을 길러 천식과 위궤양을 막아주고, 몸을 따뜻하게 하여 혈액순환을 원활하게 해준다.

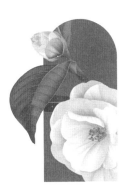

8장

분노와 울화가 독을 만든다

———————————— 스트레스

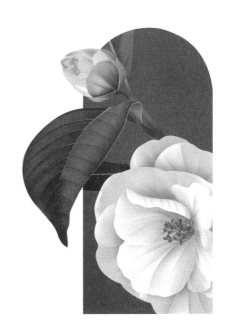

스트레스가 독을 만든다

스트레스, 조절이 중요하다

스트레스(stress)라는 말은 라틴어 'stringer'에서 유래되었는데, 그 뜻이 '팽팽하게 죄다'인 걸 보아 아무래도 '삶을 팽팽하게 죈다'는 의미로 여겨진 듯하다. 마음의 안정을 해치고, 더불어 사는 삶에 큰 불편을 주는 육체적, 정신적 긴장, 또는 그런 긴장을 유발하는 것들을 우리는 흔히 '스트레스'라고 말한다.

하지만 스트레스가 우리 삶에서 마냥 해로운 것만은 아니다. 만약 학생이 지나친 스트레스로 인해 학업에 집중할 수 없다면 문제가 될 것이다. 그렇다고 전혀 스트레스를 받지 않으면 공부를 전혀 안 하게 될 테니 그 또한 문제가 된다. 이처럼 적절한 스트레스, 즉 긴장은 우리의 생존과 생활에 어느 정도 필요한 에너지가 된다.

스트레스가 생기면 자율신경계는 먼저 혈액 속으로 스트레스 호르몬을 분비한다. 노르아드레날린(noradrenalin), 코르티솔(cortisol) 등의 스트레스 호르몬은 몸이 스트레스에 반응할 수 있도록 준비시키는데, 이때 스트레스를 잘 극복하면 문제가 없겠지만 만약 극복하지 못하면 내분비계, 면역계 그리고 자율신경계가 교란된다.

스트레스 호르몬에 인해 교감신경은 항진되고, 부교감신경은 저하되어 항상성이 깨진다. 그러면 감각기관, 뇌 기능, 내분비기관, 또 각 장기의 기능에 문제가 생기면서 두통, 불면, 불안, 공황증, 신경성 고혈압, 신경성소화불량, 심계항진, 과민성대장증후군, 만성 통증 등 '신체화 증상들'이 여기 저기서 나타난다. 새로운 증상이 나타나거나, 기존 질병이 더 악화하거나, 혹은 면역기능이 점점 약화해 저항력을 잃게 된다. 보고에 의하면 성인병의 70%가 스트레스로 인한 것이라 하니, 건강에 대한 스트레스의 나쁜 영향을 충분히 짐작할 수 있다.

스트레스를 보는 관점을 바꿔야

만성적으로 스트레스를 받으면 면역력이 떨어지고 잦은 감기, 알레르기, 천식 등의 증상이 나타난다. 이때 스트레스를 잡지 않으면 질환은 더욱 심해져 심혈관질환, 소화기질환, 피부질환, 성기능 장애, 부인병, 암, 정신병 등 각종 질병으로 언제든지 발전할 수 있다.

사실 스트레스 자체는 건강에 직접적으로 영향을 미치지 않는다. 그보다는 스트레스에 대한 반응이 더욱 문제가 된다. 설령 심한 스트레스를 받더라도 효과적으로 대처할 능력만 갖추고 있다면 쉽게 견뎌낼 수 있다. 스트레스의 객관적인 양보다는 주관적으로 그것을 어떻게 받아들이느냐가 더욱 중요한데, 그 대응 능력은 개인에 따라 큰 차이를 보일 수밖에 없다.

결국 스트레스에서 벗어나는 길은 스트레스 자체를 없애는 것이 아니라 스트레스를 바라보는 자신의 관점을 변화시키는 것이다. 그렇게 하면 좀 더 여유를 가지고 스트레스에 대처할 수 있게 된다.

충분히 자야
두통이 사라진다

머리가 아픈 것처럼 참기 어려운 고통도 없다. 그런데 사실 두통 그 자체는 병이 아니라 다양한 원인 때문에 생기는 증상일 뿐이다. 그래서 당장 머리의 통증을 없애는 것도 중요하지만, 그 원인을 찾아내서 뿌리부터 치료하는 것이 우선시 된다.

심한 두통이 주기적으로 생긴다면 크게 세 가지 문제를 의심해봐야 한다. 첫째는 뇌종양이나 뇌혈관질환 등 뇌 자체의 문제, 둘째는 혈압이나 소화장애, 감기 등 오장육부 질환의 문제, 셋째는 심리적인 스트레스 등 마음의 문제다.

스트레스성 두통의 특징

뇌와 오장육부의 질환은 정밀 검사로 확인이 가능하지만, 마음의 문제는 육안으로 식별하기 어렵다. 따라서 아무리 검사를 해봐도 원인을 알 수 없다면 스트레스로 인한 긴장성 두통일 확률이 높다.

스트레스성 두통은 신경을 많이 쓰거나 스트레스를 심하게 받을 때 생기는데, 특히 20~40대 여성에게 자주 나타난다. 주요 증상은 관자놀이와 목덜미, 머리 뒤쪽, 어깨 등이 뻐근하고 조이거나 쑤시는 것이다. 식욕부진, 조바심, 밝은 불빛에 대한 예민한 반응, 어지럼증 등이 생기기도 한다. 또한 심리적인 스트레스를 많이 받는 기간에는 평소보다 두통의 정도가 심해지는데, 아침에는 편안하다가도 오후가 되면 심해지고, 저녁에는 구토 증상이 나타나기도 한다.

두통을 앓는 이들 중에는 편두통, 즉 한쪽 머리만 아프다고 호소하는 사람도 많다. 눈앞이 아른거리고, 시야가 흐려지는 등의 전조 현상이 10~20분간 지속되다가 두통이 오는데, 마치 맥박이 뛰는 것처럼 통증이 오고 메스꺼움, 구토, 어지럼증 등의 증상이 동반된다. 이 또한 주요 원인은 과로나 스트레스다.

스트레스성 두통은 두피 근육이 계속 수축하면서 생기는 것이다. 그래서 압박감이나 조이는 느낌, 또는 머리나 어깨를 짓누르는 느낌을 받게 된다. 띠가 머리를 두른 것처럼 둔해지며, 지속적인 통증이 느껴진다. 이런 두통은 진통제로 곧잘 다스려진다. 그러나 만약 이러한 두통이 오랫동안 혹은 주기적으로 느껴진다면, 무작정 참거나 진통제에만 의존하지 마라. 뇌나 오장육부가 원인이든, 혹은 스트레스성이든 간에 오래된 두통은 심각한 질환을 나타내는 위험 신호일 수 있다. 그러니 반드시 전문가에게 진단받아보기를 바란다.

스트레스성 두통 완화하기

스트레스성 두통에는 한의 치료가 상당히 효과적이다. 한의에서는 침으로 두피 근육과 목덜미 근육을 편안히 풀어주고, 수축한 두피의 혈행을 순조롭게 해준다. 또 한약 처방은 예민하게 날이 서 있는 감정을 누그러뜨려서 마음과 몸을 편안하게 만들어준다.

• 충분한 잠: 두통은 수면에 크게 영향을 받는 질병으로, 잠이 부족하면 두피 근막과 미세혈관의 수축이 더 강해져 두통이 한층 심해진다. 따라서 머리가 아플 때는 무엇보다도 규칙적으로, 그리고 충분히 잠을 자야 한다. 잠은 스트레스로 인해 긴장된 뇌와 몸을 이완시키고 정상으로 회복하게 돕는 좋은 약이다. 증상이 가벼운 경우는 이처럼 잠만 충분히 자도 낫는다.

• 미온수 목욕: 따뜻한 욕조에 20분도 몸을 담그는 것도 좋다. 몸이 따뜻해지면 낮 동안의 스트레스로 항진되어 있던 교감신경이 안정되고, 서서히 부교감신경이 활성화되어 뇌와 몸이 수면 모드로 바뀌게 된다. 단, 지나치게 뜨거운 물은 수면을 도리어 방해할 수 있으므로 적당한 온도의 물을 사용하는 것이 중요하다. 목욕은 잠들기 1~2시간 전에 하는 것이 가장 좋다.

• **국화차**: 스트레스로 두통이 심할 때는 국화차를 마시는 게 좋다. 들국화(한약재 시장에 가면 '감국'이라는 이름으로 판매하고 있다) 끓인 물을 차처럼 마셔라. 머리가 개운해지고 시원해지는 것을 느낄 수 있다.

• **상추**: 스트레스성 두통에는 상추가 좋다. 상추의 잎이나 줄기에는 쓴맛을 내는 우윳빛 즙액이 들어 있는데, 바로 진통과 최면 효과가 있는 락투세린(lactucerin)과 락투신(lactucin) 성분이다. 이 성분은 가슴에 막힌 기운을 풀어서 머리를 맑게 해주고 예민해진 신경을 편안하게 다스리는 효과가 있다. 스트레스를 받아 머리가 아플 때 꼭 먹어야 할 채소다.

억압된 분노 때문에
섬유근통 생긴다

정상적인 생활이 힘들 정도로 온몸이 아프고 피곤한데도 꾀병이 아닌가 의심받는 병이 섬유근통증후군이다. 원인을 찾기 힘든 데다 본인이 느끼고 있는 통증의 정도를 측정해낼 검사도 마땅히 없기 때문이다. 통증의 종류는 정말로 다양해서, 두통은 물론이고 각종 관절통, 온몸의 근육통, 소화기 통증과 비뇨생식기 통증까지 신체 거의 모든 곳을 망라한다. 검사로도 원인을 정확히 알 수 없는 섬유근통증후군은 환자의 입장에서는 정말 고통스러운 병일 수밖에 없다.

섬유근통은 마음에 의한 병

섬유근통이 생기는 이유는 통증에 대한 역치가 아주 낮기 때문이다. 이 경우 가벼운 자극에도 통증이 극대화되고, 통증에 민감하므로 교감신경이 쉽게 항진된다.

환자들은 원인이 밝혀지지 않은 채로 증상을 호소하기 때문에 진통소염제와 정신과 계통의 약을 주로 처방받지만, 신체에 나타나는 병의 증상과 달리 그 원인은 마음에 있다. 억압된 분노와 울화가 자율신경계를 자극하면, 자율신경계를 통해 근막, 근육, 신경, 인대에 혈관 수축과 산소 결핍이 일어나 저리고 콕콕 찌르는 등 감각의 이상이 나타나는 것이다. 그러므로 당장 통증을 가라앉히는 치료에 집착하게 되면, 오히려 증상을 악화시키거나 만성으로 발전할 수도 있다.

섬유근통에 의한 통증은 분노와 불안으로부터 도망치고 싶은 심리적인 요인이 원인이므로, 무엇보다 억압된 감정을 풀어주고 심리적인 평안을 찾아줄 필요가 있다. 따라서 교감신경을 안정시키고 부교감신경을 활성화해주는 근본적인 치료가 필요하다.

한의학에서는 "인체의 기혈이 통(通)하지 않으면 통(痛)한다."는 이야기가 있다. 자주 움직여줘야 기와 혈의 순환이 좋아진다는 말이다. 이 병 역시 억압된 분노가 근육을 경직시키고 혈관을 수축시켜 기혈의 순행을 막기 때문에 통증이 생기는 것이다.

억압된 분노는 신체의 통증을 유발한다. 물론 그렇다고 시도 때도 없이 화를 내서 해소하라는 건 아니다. 다만, 분노를 삭이면 그만큼 통증이 심해지므로, 완곡한 표현으로라도 분노를 솔직히 표현해 보라는 것이다. 그렇게 하는 편이 병의 회복에 도움이 된다.

한의치료는 서근 활락 지통(舒筋 活絡 止痛)

한의에서는 서근 활락 지통(舒筋 活絡 止痛)이라 하여, 근육의 긴장을 풀어 주고(서근), 경락의 활기를 도와주며(활락), 통증을 제어해 주는(지통) 한약재를 처방한다. 또 심리적인 안정과 울화를 풀어주는 한약재를 추가하고, 여기에 엔도르핀을 방출하게 해서 기혈 순환이 촉진되도록 약침과 침뜸 등으로 치료하는 등, 원인에 대한 치료와 급한 통증을 완화하는 치료를 동시에 진행한다.

하지만 무엇보다 중요한 건 환자 자신이 '극복할 수 있다'고 생각하는 것이다. 통증 때문에 일상생활 전체가 위축되어 자신감이 떨어져 있겠지만, 그래도 자기 자신이 일상생활의 주도권을 쥐고, 정상적인 신체활동을 회복할 수 있다고 믿어야 한다. 단지 오늘의 통증만을 덜어내기 위해 단기적 진통 치료만 받는 건 오히려 회복에 방해가 될 뿐이라는 점을 반드시 이해해야 한다.

신체화 장애,
정신과 갈까? 한의원 갈까?

머리부터 발끝까지 다 아픈 다양한 증상들이 오랫동안 지속적으로 뚜렷하게 느껴지는데, 막상 검사해보면 별다른 이상이 없다고 한다. 몸이 아픈데도 검사 결과가 정상이라 주위에서 예민해서 그렇다, 스트레스 받지 말고 살아라, 그러지 말고 정신과 약을 먹어보라는 이야기를 듣는 경우, 신체화 장애를 의심해 볼 수 있다.

스트레스가 만드는 신체화 장애

신체화 장애 증상들은 기질적인 이상 소견이 없는데도 두통, 흉통, 복통, 메스꺼움, 월경통 등의 다양한 각종 통증으로부터 시작해서 구토, 설사, 복부 팽만감 등의 소화기 증상, 그리고 불임, 발기부전, 불감증, 월경불순 등의 성적인 증상, 이외에도 두근거림, 메스꺼움, 피로감, 피부 가려움증, 수족냉증, 팔다리에 힘이 빠지는 느낌, 목구멍이 막힌 느낌 등등의 다양한 증상들이 발생한다.

신체화 장애 환자들은 분명히 증상을 느끼고 있다. 따라서 병원 검사에서 이상이 없다고 하면 검사 결과를 믿지 않거나, 통증을 인정받고 싶어 다른 병원으로 다양한 검사를 받으러 끊임없이 다니게 된다. 더 나은 의사를 찾고자 흔히 말하는 닥터 쇼핑을 하거나 전국의 유명 병원에서 하는 검사를 전부 다 해보는 사람들도 많다.

안 아픈 곳이 없이 다 아픈 신체화 장애 증상은 그 종류와 범위가 워낙 방대해서 전신의 다양한 통증과 이상 반응이라고 이야기하는 편이 더 정확할 정도다. 그런데 이런 다양한 증상들은 심리적인 불안, 부정적인 감정 등의 스트레스가 신체의 통증으로 나타나는 심신증(心身症)이라는 말과도 같다. 증상은 분명히 있는데 뚜렷한 원인이나 신체의 이상을 찾을 수 없어 지금까지는 스트레스를 가장 큰 원인이라고 보고 있다.

신체화 장애를 호소하는 환자는 점점 늘어나고 있는데 특히 여성의 발병률이 남성보다 5배나 많은 것으로 보고되고 있다. 결론부터 이야기하자면, 여성 특유의 증상들이 남성보다 많기 때문이다. 여성은 여성호르몬과 관련된 다양한 신체화 장애 증상들을 주로 호소하는데, 예를 들면 무월경, 과다월경, 생리불순, 생리 주기의 급격한 변화, 생리전증후군(PMS), 월경통, 불감증, 성교통, 불임증, 심한 임신 입덧, 습관성 유산, 산후 우울증, 갱년기 장애 등이다. 여성은 초경부터 임신, 출산, 완경을 겪으면서 생애 주기에 따른 호르몬의 변화로 인해 신체적 감정적 변수가 남성보다 훨씬 많고, 신체화 증상도 더 다양하다.

뇌와 몸은 자율신경 통로를 통해 연결돼

뇌와 몸은 자율신경 통로를 통해 연결되어 있다. 이 때문에 스트레스를 받거나 극도로 긴장한 상태가 오래 지속된 뇌는 척추를 따라 분포되어 각 장기와 말초까지 연결된 자율신경 통로를 따라 영향을 미치게 된다.

자율신경은 긴장과 흥분 작용을 하는 교감신경과 안정과 진정 작용을 하는 부교감신경으로 나뉘는데, 이때 교감신경이 과항진되면 신체화 장애로 인해 나타나는 다양한 증상들이 순차적으로 또는 한꺼번에 나타난다. 즉, 스트레스로 인해 자율신경의 균형이 깨어지면서 신체화 장애로 인한 증상들이 나타나는 것이기 때문에, 자율신경기능의 회복이 곧 신체화 장애 증상을 극복하는 중요한 열쇠가 되는 것이다.

보통 병원에서는 신체화 장애로 인한 증상에 대해 진통제, 소화제 등의 약물을 처방하는 대증치료를 주로 행한다. 그런데 이런 신체적인 증상에 더해 불안이나 우울, 불면 등의 부정적인 정서를 나타내는 증상까지 나타나 대인관계에 어려움을 겪거나 학업 및 직장생활에 지장이 생기는 수준에 이르면 정신과 약물치료도 병행하게 된다. 한의 치료의 경우 단기적으로는 대증치료도 하지만, 장기적으로는 수승화강을 이루도록 돕고 자율신경의 균형을 회복하는 한약과 약침으로 치료한다.

건강 회복을 위해 어디에서 어떻게 치료할지는 개인의 선택이지만, 생명 유지의 가장 기본이 되는 자율신경기능을 회복하지 않고, 대증치료만으로 시간을 보내고 있는 경우가 더 많다는 점은 생각해 볼 문제이다.

참아서 화병 된다

억울하고 화나는 감정을 가슴속에 오래 담아두면 고인 물이 썩듯이 우리 몸도 병이 난다. 묵혀두었던 울화 감정이 온몸을 시름시름 앓게 하는 것이다. 화병은 한국인에게만 나타난다고 하여 일종의 문화증후군으로 여기는 경우가 있지만, 세계 어디에나 인간관계로 인한 갈등은 있기 마련이다. 이름만 붙이지 않았을 뿐, 어디에나 '화병'을 앓는 사람은 존재한다.

질병을 부르는 화병

진료실에서 만났던 수많은 화병 환자들은 대부분 고지식하고 착한 사람들이었다. 통계적으로도 화병은 힘들거나 싫은 내색을 하지 않고 참으려고만 하는 사람에게 많이 발생한다.

예전에는 고부갈등으로 인해 주로 며느리들이 화병을 앓았지만, 요즘은 시어머니, 남편, 청소년, 취준생, 갱년기, 노년기 할 것 없이 어느 계층에서나 화병 증세가 나타난다. 각자의 위치와 역할 속에서 스트레스가 쌓여 속으로 응어리지기 때문이다. 그렇다고 스트레스에 노출된 사람이 모두 화병에 걸리는 건 아니다. 누구나 스트레스에 노출되어 있지만 외부에서 들어오는 요인을 내부에서 잘 처리해주면 화병은 생기지 않는다. 외부 요인을 내부에서 감정적으로 증폭시킬 때 병이 발생하는 것이다.

울화병 또는 화병이라고 불리는 이 질환을 앓는 환자들은 가슴이 답답하다는 말을 가장 많이 한다. 또 목구멍에 뭔가 끼어있는 것처럼 갑갑하다고 하거나 얼굴에 열이 오르고, 어지러우며, 혈압이 오르내리고, 속이 메스껍고, 식욕도 없고, 소화도 안 되고, 잠도 제대로 잘 수 없다고 호소한다.

이 모든 증상은 마음속 울화가 쌓여서 생기는 것으로, 불면증, 고혈압, 위궤양, 만성두통, 귀울림, 신경성 위염, 역류성 식도염, 과민성 대장염, 공황장애 등을 일으킨다. 대부분의 화병 환자는 우울증도 함께 겪고 있으며, 이 때문에 각종 대증요법에 관한 약물과 항우울제, 신경안정제, 수면제 등을 동시에 복용하는 경우가 많다.

끓어오르는 화를 속으로 삭이면 다량의 스트레스 호르몬이 방출된다. 이 호르몬은 심혈관계에 부담을 주어 혈압을 오르게 하고 교감신경을 끊임없이 자극하여 자율신경을 교란하는 등 신체에 독으로 작용한다. 누구나 화가 날 수는 있지만, 이러한 감정이 자율신경의 교란으로 이어지느냐의 여부에 따라 화병이 생길 수도, 그렇지 않을 수도 있다.

설령 스트레스 호르몬이 독으로 작용하더라도 당장 몸에 변화가 일어나진 않는다. 심리적인 피해의식, 한(恨), 분노 등이 무의식 속에 남게 되면, 마치 가랑비에 옷 젖듯이 차곡차곡 쌓이다 질병이 되는 것이다.

여성에게 많은 화병

화병은 남녀노소 누구에게나 발생하는 병이지만 통계적으로는 남성에 비해 여성에게 3배 이상 많이 나타나며, 환자 대부분은 40~60대 여성이다. 이 연령대의 여성들은 사회적, 가정적으로 엄마, 아내, 딸, 며느리, 직장인 등 다양한 역할을 맡으며, 말 못 할 고통을 겪으면서도 모든 감정을 숨기고 참아내며 속으로 쌓아두어야 했다. 게다가 완경을 겪으면서 여성호르몬의 급락으로 감정의 기복이 심해지는 시기이기에 남성이나 다른 연령대에 비해 스트레스에 취약할 수밖에 없다.

문제는 이러한 여성들의 스트레스가 그대로 자녀에게 전달된다는 점이다. 통계에 따르면 최근 5년간 10~20대 화병 환자가 2배나 증가했다. 진료실에서 만났던 10~20대 화병 환자들을 살펴보면, 부모에게 심리적으로 보호 받지 못한 채 불우한 가정환경 속에서 성장기를 보낸 경우가 많았다. 이는 가정과 사회를 위해서라도 여성들의 화병을 꼭 치료해야 한다는 것을 의미한다. 엄마의 감정 상태는 자녀의 심리 상태에 직접적인 영향을 끼치기 때문이다.

'화'는 제대로 풀어야

화는 참고 있어도 문제가 되지만 그때그때 폭발해버려도 병으로 발전할 수 있다. 분을 쉽게 드러내는 것이 당장은 화풀이가 될 수 있겠지만, 그로 인해 인간관계가 나빠지고 심적 부담이 커져 또 다른 병을 낳게 되는 것이다. 만약 분노 폭발이 습관적으로 이루어지게 되면 결과적으로 분노조절장애를 초래할 수 있다. 따라서 화병은 예방하는 것이 유일한 방법이다. 외부에서 스트레스를 받는 즉시 올바르게 대처하여 바로 풀어낼 수 있는 능력을 기르는 것이 현명하다.

건강하게 감정을 다스리고 표출하는 법 중 가장 좋은 것은 아무래도 운동이다. 운동은 우리의 신체와 정신을 건강하게 해주는데, 자신감, 활력, 스트레스 해소 등 '심리 근육'이 튼튼해지기 때문이다. 특히 화병은 우울증, 불면증, 소화 장애 등의 증상을 동반하는 질병이기 때문에, 운동을 통해 정신적, 육체적으로 큰 도움을 받을 수 있다.

음악은 과도한 스트레스 환경에서 자기제어 능력을 키우는 데 효과가 있다. 실제로 음악은 의학과 심리학 영역에서 치료의 방법으로 널리 이용된다. 환자의 심리적 스트레스를 완화해 주고, 자아를 통합하여 정서적 균형을 유지해주기 때문이다. 음악은 듣는 것도 좋지만, 악기를 직접 연주하거나 노래를 부르면 그 효과는 더욱 커진다. 이처럼 음악에는 마음을 진정시켜 울화를 풀어주는 힘이 있다.

9장
자율신경 치료가 필요한 질병들

———————————————————— 질병〔疾病〕

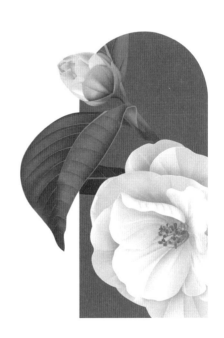

만성피로증후군

자정 능력이 떨어지면 만성피로증후군 걸려

사람의 몸에는 자정 능력이 있어서 단기간의 피로는 잠을 자거나 쉬고 나면 사라진다. 그러나 불규칙한 식사와 생활 습관이 지속되면 이런 자정 능력이 무뎌지거나 증발한다. 조금만 쉬어도 회복되던 몸이, 아무리 쉬어도 회복되지 않는 상태가 되는 것이다.

이처럼 스스로 피로감을 이겨낼 수 없고, 면역력 역시 극도로 떨어져 있는 상태가 바로 '만성피로증후군'이다. 목구멍과 임파절이 붓고, 온몸의 관절이 다 아픈데 진통제와 소염제를 먹어도 효과를 보지 못한다면 만성피로증후군일 가능성이 크다.

만성피로증후군 환자는 이유 없이 피로감을 느끼는 증상 외에도 집중력과 기억력이 떨어지고, 두통이 오래 지속되며, 잠을 제대로 못 자거나 자고 나도 개운하지 않은 기분을 느낀다. 또 관절 여기저기가 붓거나 이유 없이 통증이 느껴지고, 온몸의 근육이 돌아가면서 아프거나 목구멍 안쪽이 부어있으며, 목 옆이나 겨드랑이의 임파절이 부어있고, 가벼운 활동 후에도 심한 피로감이 오래 지속된다.

하지만 우리는 바쁘다는 이유로 제대로 된 치료를 하지 않고, 원인을 찾기보다는 그때그때 편하게 피로를 푸는 방식을 택하곤 한다. 예를 들면, 간단하게 마시는 드링크제나 진한 커피, 심지어는 각성제를 복용하고 일이나 공부를 하는 것이다. 하지만 단순한 피로 누적이라고 생각해서 제대로 대처하지 않게 되면 정말 큰일이 날 수 있다.

자가 진단은 금물

무엇보다 함부로 자가 진단을 시도하는 것은 금물이다. 특히 간염, 결핵, 고혈압, 당뇨, 빈혈, 갑상선 질환, 암 등 질병으로 인해 피로가 생긴 경우, 검사를 하지 않고서는 절대로 원인을 잡아낼 수 없다. 만약 6개월 이상 지속해서 피로감을 느끼고 있다면 어떤 질병으로 인한 피로감은 아닐지 확인하기 위해서라도 검사를 진행해야 한다. 만약 검사를 마쳤는데도 특별한 질병이나 다른 원인을 발견하지 못했다면 그때는 확실히 만성피로증후군이라고 받아들여도 좋다.

보약을 지으러 한의원을 찾을 때도 마찬가지로 어떤 질병이 있는지 우선 병원에서 검사를 시도해보는 것이 좋다. 한의원에서도 아무 원인 없이 피로가 지속되는 사람에게는 무조건 보약을 처방하기보다는 먼저 만성피로증후군을 치료하는 한약을 처방한다. 피로하다고 해서 무조건 보약을 먹어야 한다는 선입견은 버리고, 한의사의 전문적인 소견을 존중하여 진단에 맞는 한약을 처방받는 것이 좋다.

만성피로에서 벗어나기

• 신체리듬 회복: 피곤하다고 종일 쉬거나 잠만 자는 것은 오히려 피로를 더 악화시키는 일이다. 지나치게 오래 휴식을 취하는 것은 회복에 도움이 되지 않는다. 따라서 신체리듬을 회복하기 위해 매일 유산소운동(조깅, 수영, 걷기)를 20~30분 이상 하는 것이 필요하다.

• 사과: 피곤하거나 식욕이 없을 때는 사과를 먹어라. 새콤달콤한 맛을 내는 능금산, 구연산, 주석산(酒石酸) 등의 유기산이 기분을 상쾌하게 하고 피로를 풀어준다. 또한 긴장을 풀어주는 진정 작용을 하므로 불면증에 좋고, 빈혈이나 두통에도 효과가 있다.

• 꿀: 꿀은 꽃가루 특유의 비타민, 단백질, 미네랄, 방향성 물질, 아미노산 등 이상적인 종합 영양 성분을 포함하고 있으며, 효소 역시 지니고 있어 말 그대로 '살아있는 식품'이다. 게다가 꿀은 포도당과 과당을 주성분으로 하기에 흡수가 아주 빠르다. 이처럼 꿀을 먹음으로써 얻을 수 있는 효과는 그 어떤 식품과도 비교할 수 없다.

• **한방 치료**: 한방에서는 피로의 원인을 찾기 위해 기혈음양의 어디에서 모자람이 생긴 것인지를 먼저 진단한다. 이후 모자란 부분에 대하여 보기(補氣), 보혈(補血), 보음(補陰), 보양(補陽)의 원리로 치료한다. 한약 처방, 면역약침, 보기보양약침 등으로 치료하되, 신체, 기혈, 음양의 균형을 맞춤으로써 기력을 회복할 수 있도록 돕는다.

번아웃 증후군

불타서 없어지다

종종 휴대폰이 방전되어 중요한 연락을 받지 못할까 걱정할 때가 있다. 그럴 때는 충전기를 들고 다니면서 틈틈이 휴대폰을 충전하고는 한다. 그런데 정작 중요한 것이 방전되는 걸 놓치고 있으니, 바로 '사람의 에너지'다. 우리는 자신의 에너지가 떨어져 가는 줄도 모르고 살다가, 어느 날 갑자기 업무는 물론이고 일상의 모든 일에 대해 무기력한 상태가 된다. 그제야 '내가 방전되었구나' 하면서 뒤늦은 후회를 하는 것이다. 이처럼, 의욕적으로 일하던 사람이 갑자기 신체적, 정신적으로 피로감을 호소하면서 무너지는 증상을 '번아웃 증후군'이라고 한다.

매일 바쁘게 뛰어다니거나 평소에 열정적으로 생활하는 사람, 일 중독 경향이 있는 사람에게 번아웃 증후군이 나타난다고 생각하기 쉬우나 꼭 그런

것만은 아니며, 현대인이라면 어른이나 어린아이 할 것 없이 누구나 걸릴 가능성이 있다.

번아웃 증후군은 말 그대로 'burn out', 즉 '다 타서 없어진다'는 뜻으로 신체적, 정신적으로 모든 것이 소모된 것처럼 보이는 상태들을 일컫는다. 치열한 경쟁, 반복되는 시험, 계속되는 야근, 과중한 업무, 쫓기는 시간과 같은 것들이 번아웃 증후군을 일으킨다고 알려져 있으나 사실은 개인적인 성향도 크게 작용한다.

뭐라도 하고 있지 않으면 자신의 가치가 떨어지는 것 같아 손에서 일을 놓지 못하는 사람, 집과 사무실의 경계가 모호해서 시간과 장소에 관계없이 늘 업무에 치이는 사람은 번아웃 될 확률이 높다.

이 병에 걸리면 평소와 완전히 다른 모습을 보이게 된다. 누구보다 열정적이었던 사람이 갑자기 무기력해지거나 쇠약해진다. 무엇보다도 의욕을 잃는 게 큰 문제다. 분명히 머리로는 움직여야 한다고 생각하는데 열정도 동기도 사라졌기 때문에 몸이 따라주질 않는다. 그래서 주위 사람들, 특히 가족들과 잦은 불화를 일으킨다. 남의 시선에 민감해진다든지, 분노와 울화가 터져 나와 작은 스트레스에도 과도하게 반응한다. 당연히 대인관계도 나빠진다.

누구나 겪을 수 있다

번아웃 증후군에 걸렸다는 것은 뇌의 에너지를 과도하게 사용했다는 증거다. 그래서 육체노동을 하는 사람들보다는 정신노동을 하는 사람에게서 더 많이 나타난다. 기업의 운명을 좌우하는 CEO들에게 주로 발생한다는 사실 역시 전혀 이상하지 않다. 통계적으로도 번아웃 증후군은 불과 10년 전까지만 해도 CEO들에게 가장 많이 나타났다.

최근에는 번아웃 증후군의 발생 범위가 한층 확대되었다. 대기업 CEO뿐아니라 일반 자영업자나 직장인들 즉, 경제 활동을 하는 모든 사람과 반복되는 시험 혹은 미래에 대한 불안감으로 극도의 스트레스를 받는 학생, 취업준비생, 끝도 없는 가사노동에 지친 주부들도 번아웃 증후군에 시달린다.

번아웃에 걸리면 자율신경의 균형이 깨져 정신적, 육체적으로 다양한 이상 증상이 나타난다. 교감신경이 과하게 항진되면 감정의 기복이 심해지고 날이 서 있어 쉽게 분노하며, 가족이나 직장에서 자주 다투고, 잘 잠들지 못하며, 설령 잠을 자더라도 제대로 잔 것 같지 않은 만성적인 피로감을 느낀다. 반대로 부교감신경이 과하게 항진되면 만사가 귀찮아지고 아무것도 할 수 없는 무기력 상태가 되어 우울, 과수면, 의욕 상실이 나타나게 된다.

심신을 함께 치료하는 한의

한의학에서는 번아웃 증후군을 '심신의 허증(虛症)'으로 보고 몸과 마음을 모두 안정시키는 방향으로 처방을 내린다. 우선 육체적인 소진을 보강해주는 다양한 보약을 처방하고, 교감신경을 안정시키거나 부교감신경을 튼튼하게 하는 등 자율신경의 균형을 조절하는 한약 및 약침으로 심신 회복을 돕는다. 물론 약만으로는 완벽히 치료할 수 없다. 환자 스스로 생활리듬을 조절하면서 충분한 휴식과 정신적인 여유를 찾으려고 노력해야 한다.

정답은 뇌가 방전하여 번아웃이 되기 전에 수시로 충전하여 미리 예방하는 것이다. 지쳐가는 뇌를 충전하는 방법은 다양하지만, 그중에서도 현대인에게 가장 권할 만한 것은 문화생활이다. 음악도 좋고 미술도 좋다. 주기적으로 감상할 수 있도록 업무 스케줄을 짜듯이 일정을 미리 정해놓자. 이번 달은 연주회, 다음 달은 전시회, 그 다음에는 영화관람.. 이렇게 일정을 짜놓으면 큰 문제가 발생하지 않는 이상 감상하게 된다.

마음 편한 사람과 함께 문화생활을 공유하는 것도 좋지만, 때로는 혼자서 아무도 신경 쓰지 않고 마음 편하게 즐겨보도록 하자. 이렇게 문화생활을 통해, 우리의 지친 뇌는 쉬게 되고 마음의 평안도 회복할 수 있게 된다.

지친 뇌를 회복하는 또 하나의 활동은 바로 스포츠다. 스포츠는 몸을 건강하게 해주는 활동이라고 생각하기 쉽지만, 사실은 몸만큼이나 마음도 건강해지도록 돕는다. 반드시 시간을 내서라도 운동해야 한다. 종목은 상관없다. 할 수 있는 운동이라면 무엇이든 좋다. 단, 스트레스가 쌓이는 운동은 금물이며 무리해서도 안 된다.

운동하고 난 뒤, 기분이 좋아지기는커녕 더 불편하거나 괴로워진다면 나에게 맞는 운동이 아니다. 반드시 기분 좋게 즐길 수 있는 수준의 운동을 해라. 그리고 기왕이면 야외 스포츠를 해보자. 아무것도 결정할 수 없을 만큼 몸과 마음이 지쳐 있을 때 햇빛을 받으며 집중하다 보면, 신체 에너지는 풍성해지고 마음 역시 더욱 상쾌해질 것이다.

만성위장병

병 없는 위장을 위해서는 세 가지 조건이 충족되어야 한다. 규칙적인 식사 시간, 신선한 음식, 그리고 편안한 마음이다. 이 조건들을 살펴보면, 반대로 위장병을 얻을 만한 식습관이 무엇인지 알 수 있다. 아침 안 먹기, 빈속에 커피 마시기, 시간에 쫓겨 겨우 점심 때우기, 저녁엔 빈속에 술 마시기, 매일 과음하기.. 이와 같은 식으로 생활하다가는 얼마 못 가 위장에 탈이 나고 만다.

위를 망치는 습관

떡볶이, 어묵, 컵라면, 햄버거, 샌드위치, 김밥.. 5분이면 식사를 끝낼 수 있는 이 간편한 음식들이 뭐가 그리 문제일까 싶지만, 이러한 음식들은 영양이 치우쳐있는 데다 트랜스 지방이 많이 함유되어 있어서 소화가 쉽게 되지 않는다. 따라서 이런 음식을 먹으면서 일한다면 당장은 편할지 몰라도 곧 몸 여기저기서 문제가 터져 나오게 될 것이다. 길게 보면 위장에 몹쓸 짓만 골라서 하는 셈이다.

무엇이든 잘 먹고 잘 소화하는 사람은 대체로 건강하며 정서적으로도 안정되어 있다. 성격도 원만한 편이다. 그러나 편식하며 소화 능력이 약한 사람은 체력이 약하고 잔병치레가 잦으며 예민하고 심리적으로 불안하다.

만성적인 위장병은 사상체질 중 '소음인'에게서 가장 많이 볼 수 있는데, 이들이 선천적으로 위장이 차고 약하며 내성적이기 때문이다. 소음인은 스트레스를 그 자리에서 풀어내지 못하고 마음에 담아두는 경향이 많아, 다른 체질에 비해 심리적인 불안에 의한 위장 질환이 오기 쉽다. 따라서 만약 당신이 소음인이라면 식사 시간을 좀 더 여유 있게 갖고 마음도 편하게 가지려 노력해야 한다. 그렇지 않으면 평생 위장병을 지병으로 지니게 될지도 모른다.

위를 보호하는 식사법

•천천히 먹기: 마음에 점을 찍듯 적게 먹는다는 점심(點心). 이 점심은 몸과 마음을 쉴 수 있는 휴식 시간이자, 필요한 칼로리와 영양소를 공급하는 소중한 시간이다. 따라서 건강을 위해서는 천천히, 느긋하게 식사하는 것이 무엇보다 중요하다.

•여유로운 마음: 불편한 사람과 밥을 먹고 나면 여지없이 체한다는 사람이 있다. 직장인들은 주로 마음이 맞지 않는 상사와 밥을 먹고 나면 체한다

고들 한다. 하지만 조직 생활에서 마음 맞는 사람들로만 식사를 할 수는 없다. 어렵고 불편한 자리에서 식사하게 된다면 호흡을 편안하게 하고 마음을 밝게 유지하려고 노력해보자. 그래야 소화액도 잘 나와서 속도 편해진다. 마음만이라도 여유를 가지고, 음식 재료의 맛을 느끼면서 조금씩 천천히 먹자. 위장은 심리 상태를 그대로 반영하기 때문에 즐거운 식사를 하면 탈이 나지 않는다.

• **대화와 산책:** 식사 시간의 즐거운 대화는 소화를 도울 뿐 아니라 스트레스를 해소하고 정신적 여유를 가져다준다. 거기다 식사 후 30분가량 간단한 산책을 즐기면 혈당이 과도하게 올라가는 것을 막아 당뇨병 예방과 치료에 도움이 된다.

• **매실:** 매실의 신맛은 소화 기관에 영향을 주어 위장, 십이지장 등에서 소화액 분비를 촉진해주는 것은 물론, 위산 과다와 소화불량에도 탁월하다. 또 소화 기관을 자극해서 장의 연동 운동을 촉진하므로 속이 더부룩할 때 효과를 볼 수 있다.

• **녹차:** 녹차의 카테킨 성분은 위염, 위궤양, 십이지장 궤양의 원인이 되는 헬리코박터 파이로리균에 대해 항균 작용을 한다. 실제로 녹차 산지로 유명한 일본 시즈오카 현의 나카카와네 주민들은 파이로리균의 감염률이 낮다는 발표가 있었다. 녹차를 마시는 평범한 습관이 파이로리균의 감염을 막고, 위 점막의 위축을 억제해 위암을 예방한 것이다.

다한증

땀은 우리 몸의 체온을 유지하는 자동 제어 장치이자 냉각 장치로, 땀을 흘리는 일은 결코 없어서는 안 될 생리 작용이다. 평균 37℃를 유지하는 우리 몸은, 이보다 온도가 올라가면 뇌의 명령에 따라 자동으로 땀을 분비해서 열과 더불어 몸속의 노폐물을 배출한다.

너무 많이 땀나는 것도 병이다

다한증은 자동으로 땀을 분비하는 에크린땀샘이 과도하게 반응해서 필요 이상의 땀을 분비하는 병으로 즉, 자율신경의 이상에 의해 일어난다. 이 병은 땀 때문에 느끼는 '불편의 정도'가 중요한 진단 기준이 되는데, 사회생활에 지장이 생기거나 일상생활이 힘들 정도로 땀이 나면 다한증으로 간주한다.

이 병으로 인해 생기는 문제는 단지 손과 발이 축축하다는 정도로 끝나지 않는다. 가장 심각한 점은 당사자의 대인 관계를 악화시키고, 그로 인해 정신적으로 위축된다는 사실이다. 게다가 땀으로 인해 수분은 물론, 마그네슘, 염분, 지방산, 철 등 주요 성분들이 빠져나가기 때문에 건강 전반에 걸쳐 문제를 일으킨다.

다한증은 땀이 분비되는 부위에 따라 국소적 또는 전신적 다한증으로 구분한다. 국소적 다한증은 신체의 일부분, 즉 손바닥이나 발바닥은 물론 팔다리가 접히는 부분, 겨드랑이, 서혜부, 회음부, 두피, 얼굴, 코끝 등 다양한 곳에 나타난다.

전신적 다한증은 말 그대로 전신에서 땀이 과하게 분비되는 증상으로, 결핵이나 암같이 특정한 질병이 있을 때 2차적으로 발생한다. 갑상선 기능 이상, 당뇨, 임신, 완경, 파킨슨병, 척추 손상, 뇌혈관질환, 백혈병, 신장암, 갈색 세포종, 뇌하수체 항진증 등 다양한 질병과 함께 일어날 수 있다. 질병에 의해 2차적으로 나타나는 다한증은 그 병의 호전과 악화에 따라 상태가 변화되며, 병이 치료되는 만큼 다한증 역시 호전된다.

하지만 별다른 질병이나 원인이 없는 다한증도 있다. 많이 움직이거나 유달리 덥지 않음에도 정신적인 긴장 상태에 따라 땀 분비가 비정상적으로 발생하는 경우가 있다. 이는 자율신경의 과민 반응으로 인한 것으로, 자율신경의 균형을 회복하는 일이 관건이다. 국소 다한증의 경우 병원에서는 교감 신경 절제술을 권하지만, 자칫하면 다른 부위에 땀이 나는 보상성 다한증을 초래할 수 있다. 따라서 수술로 완벽하게 해결된다고는 보기 어렵다.

다한증 치료와 대처

한의에서는 심신을 편안하게 하며 기혈 순환을 돕는 한약으로 교감신경의 과도한 긴장을 풀어주는 처방을 한다. 그리고 자율신경기능의 회복을 돕고 신진대사를 촉진하며 면역을 보충하는 약침을 주기적으로 시술하여 자율신경의 균형을 맞추는 치료도 병행한다. 침, 뜸을 통해 기혈 순환의 개선과 다양한 심신의 부조화를 회복시키는 치료 역시 병행한다.

그러나 무엇보다도 중요한 것은 다한증으로 인해 위축되고 떨어진 자기 자신을 일으켜 세워 심신을 편안하게 유지하는 것이다. 이를 위해서 자신만의 공간을 만들거나 마음이 편한 사람들과 관계를 유지하는 것이 좋다.

한편, 땀에 젖은 피부는 땀구멍에 노폐물이 쌓이기 쉬우므로 자칫하면 세균에 대한 저항력이 저하될 수 있다. 그러므로 평소에 땀 흡수가 빠르고 통풍이 잘되는 면 종류 또는 천연 섬유 옷을 입자.

녹찻물로 피부를 자주 닦아주는 것도 좋다. 녹차에는 레몬보다 5~8배나 많은 비타민 C와 다량의 토코페롤이 들어 있다. 또 녹차의 탄닌 성분은 수렴 효과가 있으며, 카테킨 성분은 살균 효과가 있어 염증을 제거하고 땀을 덜 나게 해준다. 녹차의 플라보노이드 성분은 피부에 스며들어 냄새를 없애주고 피부 탄력을 높여주므로, 유난히 땀이 많고 암내 때문에 고민하는 사람에게 이롭다.

오미자에는 심장을 튼튼하게 하고 면역력을 높여주며 기와 혈을 보강하는 효과가 있어, 땀을 조절하는 데 도움이 된다. 또 정신을 안정시키며 몸을 편안하게 만들어주는 데도 효과적이어서, 정신적인 긴장으로 인해 다한증이 심할 때 섭취하면 좋다.

안면 홍조

안면 홍조는 이름과 달리 얼굴뿐 아니라 목과 상체까지 열이 나면서 달아오르는 느낌이 들고, 실제로도 피부가 붉어지는 증상을 말한다. 이렇게 과도한 열에너지가 얼굴로 쏠리면 피부가 붉어지는 홍반 현상이 일어나는 것은 물론 모세혈관이 확장되며, 안구 건조, 충혈, 불안, 초조, 불면 증상까지 나타난다.

화가 나거나 당황했을 때 얼굴이 빨개지는 것은 지극히 당연한 일이다. 목욕 직후이거나 뜨거운 음료를 마실 때도 마찬가지다. 하지만 아무런 감정 변화가 없는데도 얼굴이 빨개지거나 이러한 상태가 오래 지속되고, 더불어 피부가 화끈거리거나 가슴이 두근거리는 등의 증상이 수시로 생긴다면 안면 홍조증을 의심해 볼 수 있다. 이런 사람들은 아무래도 일상생활이나 대인 관계에 지장을 받게 된다.

상열하한이 원인

안면 홍조증이 나타나는 원인은 다양하다. 혈압약이나 고지혈증약 혹은 연고 같은 약물에 의한 반응일 수도 있고, 식품첨가제나 맵고 신 음식, 또 알코올 같은 식품에 의한 것일 수도 있다. 또 유암종이나 완경 이후처럼 질병의 2차 증상으로 안면 홍조가 발생하기도 한다.

하지만 약물이나 질병에 의한 것이 아닌, 반복적인 긴장 상태 때문에 생기는 긴장형 안면 홍조증은 혈관을 확장-수축시키는 자율신경이 비정상적으로 활성화되었기 때문에 발생한다. 스트레스로 교감신경이 항진되면 머리와 얼굴 등 상부가 뜨거워지고, 위장이나 대장 등 하부 장기는 차가워지는 상열하한 증상이 나타나게 되는데, 그 대표적인 질병이 바로 안면 홍조이다. 이러한 증상이 점점 심해져 일상생활에 지장을 줄 정도라면 반드시 치료받아야 한다.

한의에서는 안면 홍조증 환자에게 실조된 자율신경의 균형을 맞추는 한약을 처방한다. 동시에 상부의 열은 아래로, 하부의 찬 기운은 위로 순환시켜 주는 순환약침과 전신의 면역을 보강하고, 자율신경을 회복시키는 전신면역약침 등으로 안면 홍조가 생기는 원인을 치료한다.

신선한 음식 섭취가 필요

한편, 당뇨약, 항진균제, 항생제 등을 사용하는 사람이 술을 마시면 안면 홍조증이 나타나기 쉽다. 고추와 후추를 포함하여 매운맛을 내는 향신료가 들어간 음식도 마찬가지다. 가공식품을 장기간 보존하기 위해서 첨가하는 식품첨가물 역시 안면 홍조를 일으키므로 가능한 한 신선한 음식을 섭취하는 것이 좋다.

• 토마토: 그 단면이 마치 심장을 닮은 붉은 토마토는 실제로도 심혈관질환에 이롭다. 또한 토마토에는 칼륨이 다량 함유되어 있어 신진대사를 촉진하고 산성화된 혈액을 중화해준다.

• 미역: '해채(海菜)' 즉 '바다의 채소'라고도 불리는 미역은 비타민 A, B1, B2, C와 칼슘, 요오드, 소듐, 칼륨 등 무기질이 풍부하다. 또한 필수 미네랄이 다량 함유되어 있어 영양 균형을 유지하는 데도 좋다. 미역의 요오드 성분은 신진대사를 돕기 때문에 미역을 먹으면 심장과 혈관의 활동이 좋아지고 체온과 땀의 조절에 도움을 준다.

냉증(冷症)

몸의 일정 부분이 얼음장처럼 차갑게 느껴지는 냉증(冷症)을 앓고 있는 사람들은 늘 몸 어딘가가 '시리다', '차갑다', '저리다'는 말을 달고 산다. 게다가 별다른 치료법도 없어서 도대체 이 증상이 병이기는 한 건지, 병원에 가면 치료받을 수 있는 건지 막막함을 느낀다고 한다.

냉증은 일반적으로 그 증상이 추운 계절에 심해지는 것으로 알려져 있다. 하지만 요즘에는 여름철이라도 버스, 택시 등 실내 공간 어디라도 가는 곳마다 냉방 설비가 잘 되어 있으므로, 냉증 환자들은 오히려 여름 나기가 더 힘들다고도 말한다. 아무리 추위를 피해 다니려 노력해도 건물만 들어서면 온몸을 파고드는 에어컨의 냉기와 선풍기 바람 때문에 온몸이 시리고 차갑고 저리기 때문이다.

여성에게 유독 많은 냉증

불편해도 너무 불편한 냉증은, 사실 병이 아니라 몸이 불편해서 나타나는 증상 중 하나다. 몸이 차가워지는 이유는 스트레스나 외부의 자극으로 인해 체온이 상승하게 되었을 때 체온을 낮추기 위해 말초혈관이 수축하면서 생기는 생리적인 현상이다. 따라서 시리다, 차다는 등의 감각을 호소하는 냉증 환자는 많지만 이를 병으로 인식하지는 않고 있는 것이 사실이다.

반면에 한의에서는 냉증을 중요한 병증의 하나로 여겨왔다. 냉증이란 말 그대로 몸 일부분 또는 전체가 차갑게 느껴지거나 실제로 차가운 증상을 말한다. 주요 발생 부위는 손발, 하복부, 무릎, 전신 등이고, 가장 흔하게 볼 수 있는 증상은 수족냉증이다.

냉증은 물론 겨울에 가장 심하게 나타나지만, 일 년 내내 증상을 겪는 사람도 많다. 또한 냉증은 남성보다는 여성이 2배 정도 많이 앓는데, 난소 기능이 약한 젊은 여성이나 갱년기 여성에게 주로 나타난다.

한의학적으로 보는 냉증의 원인은 다양한데, 몸을 따뜻하게 지켜주는 양기(陽氣)의 저하, 소화력 문제로 인한 기혈 순환 장애, 정신적인 스트레스로 인한 기혈소통 문제, 사춘기나 출산 후 혹은 갱년기 난소호르몬의 기능 저하 등이 있다. 다양한 원인으로 인해 혈액순환과 체열 공급 조절을 담당하는 자율신경계 균형이 깨지면 손발로 가는 말초혈관이 과하게 수축하고, 전신 또는 신체의 국소 부위가 차가워지면서 냉증을 느끼는 것이다.

앞선 원인 이외에도 심장 기능, 갑상선 기능 저하, 저혈압, 영양실조, 과음, 과로, 흡연 등에 의해서도 냉증이 올 수 있는데, 임상적으로 볼 때 두세 가지 원인을 동시에 가지고 있는 사람도 많다.

다양한 냉증 관리법

앞서 말했듯이 냉증은 병이라기보다는 불편한 증상일 뿐이다. 하지만 이는 곧 자율신경계의 균형이 깨어져서 신체 기혈 흐름에 문제가 있다는 것을 의미하기 때문에, 제대로 관리해야 다른 문제로 번지는 것을 막을 수 있다.

냉증이 있는 사람은 추위를 심하게 타는 증상 외에도 쉽게 피로를 느끼고, 손발 저림, 불안, 초조, 불면증을 함께 호소하기 쉽다. 여성의 경우는 생리통, 생리불순, 유산, 불임, 불감증, 만성 소화기질환, 냉대하를, 남성의 경우는 정력 감퇴, 조루, 식은땀, 식욕 저하 등의 증상을 동반하는 경우가 많다. 게다가 수족냉증 환자의 일부는 추위와 정신적 스트레스 등으로 혈관이 과도하게 수축해 손이나 발이 하얗거나 파랗게 변하고 저리는 '레이노 증후군'을 앓기도 한다. 따라서 냉증이 심하다면 전문가에게 진찰받는 것이 필요하다.

• **한방치료:** 냉증은 한의원에서 자주 치료를 시도하며, 그만큼 잘 해결하는 증상이다. 주로 한약 처방과 약침 치료를 시도하는데, 개인별 상태에 따라 치료나 처방은 달라질 수 있다. 소화 기능이 약한지, 신장 기운이 허약한지, 난소 기능이 약한지, 대사 순환에 문제가 있는지 등의 원인에 맞게 처방하여 자율신경의 균형을 되돌린다.

만성적인 냉증 환자들은 냉증 외에 다른 자율신경 불균형으로 인한 다양한 증상들도 동반하는 경우가 많다. 따라서 단순히 몸을 따뜻하게 하기보다는 자율신경기능을 회복하는 근본치료를 행하는 것이 옳다.

• **수족 냉온욕**: 쉽지만 큰 효과를 내는 방법으로, 손발을 냉수와 온수에 번갈아 약 3분간 4~5회 담그기만 하면 된다. 단, 냉수에서 시작해서 냉수로 끝나야 한다는 것만 기억하자. 수족 냉온욕은 냉수와 온수로 손과 발의 피부에 번갈아 자극을 주어 기혈의 순환과 대사기능을 촉진하는 효과가 있다. 만약 전신 냉증이라면 냉수와 온수에 몸을 번갈아 담그되, 마찬가지로 냉수에서 시작해서 냉수로 끝난다는 원칙만 지키면 된다.

• **생강**: 생강은 음식의 감칠맛을 살리는 향신료뿐만 아니라 한방 처방에서도 빠질 수 없는 약재로 다양하게 활용된다. 각종 처방에 생강이 포함되는 이유는, 기운을 흩어지게 하는 성질을 통해 약물 효과가 빨리 전달되도록 하기 위함이다. 생강은 뜨겁고 매운 성질이 강해 열을 발산하고 땀을 나게 하며 혈액순환을 촉진한다. 이 때문에 교감신경이 지나치게 억제되어 몸이 냉한 사람의 교감신경을 자극하여 몸이 따뜻해지도록 하는 효과가 있다.

• **꿀**: 꿀에 들어 있는 당분(포도당, 과당)은 체내에서 더 이상 분해될 필요가 없는 단당체이기에 체내에 아주 빨리, 그리고 완벽하게 흡수된다. 게다가 꿀은 영양의 밸런스를 깨트리지 않고 곧바로 에너지로 활용되므로 열량원으로도 훌륭하다. 따라서 냉증이 있으며 위장이 약하고 늘 피로를 느끼는 사람이 꿀을 먹으면 위장뿐 아니라 전신의 신진대사가 원활해진다.

• **마늘**: 마늘에는 심장의 수축력 강화와 말초혈관을 확장하는 작용 교감신경의 기능이 약해 말초의 혈액순환이 안 되어 냉증이 생긴 사람에게는 좋

은 약이 된다. 또한 마늘은 소화기를 따뜻하게 해주기 때문에, 소화가 안 되며 설사를 자주 하고 배가 늘 살살 아픈 복부냉증 증상에도 효과가 좋다.

어지럼증

어질어질하다, 빙빙 돈다, 횡하니 돈다, 아찔하다.. 이는 모두 어지럼증을 호소하는 환자들의 표현이다. 너무 심한 어지럼증을 느끼면 속이 메슥거리고 구토하기도 하며, 고개를 빨리 돌릴 수도 없으며 편두통을 느낀다.

어지럼증은 비록 생명에 위협이 되지는 않지만, 일상에서 불편을 느끼게 하여 삶의 질을 형편없이 떨어뜨린다.

어지럼증의 다양한 원인

평소에는 전혀 기미가 없었는데 갑자기 눈앞이 휭 돌아 아찔하거나, 천장이 빙그르르 움직이거나, 너무 어지러워 바닥에서 머리를 들 수조차 없거나, 머리의 위치에 따라 심하게 어지럽거나, 귀가 안 들리고 먹먹하면서 어지러워진다. 이러한 증상을 겪으면 혹시나 '뇌에 이상이 생긴 걸까?', '귀에 문제가 있는 걸까?', '나도 모르고 있던 다른 질병으로 인해 어지러운 걸까?' 싶어 걱정이 많아진다.

이처럼 어지럼증을 느낀다면 일차적으로는 귀의 이상을 우선 생각해보아야 한다. 내이(內耳) 속의 균형을 잡아주는 감각기관에 문제가 생겼거나, 귓속에 염증이 생겼거나, 압력이 높아져서 부어있을 가능성이 있기 때문이다. 이 경우는 귓속 문제가 원인이니 질환 치료만 하면 회복될 수 있다. 한의에서는 주로 자율신경의 균형을 잡아주고, 귓속의 염증이나 붓기를 가라앉혀주는 한약 처방과 약침, 침 치료를 병행한다.

하지만 하루나 이틀 잠깐 빙글 돌다가 괜찮아지는 수준이 아니라 24시간, 혹은 그 이상 계속해서 어지럽거나, 몸이 한쪽으로 쏠려 비틀거리거나, 구토나 메슥거림, 그리고 편두통을 동반하는 어지럼증이 지속될 때는 귀 이외의 원인을 찾아보아야 한다. 빈혈이나 뇌 기질에 문제가 있어 어지러운 것이라면 혈액검사나 뇌 검사를 통해 원인을 찾을 수 있다.

그런데 병원의 진찰로 앞서 밝힌 원인이 나오지 않았음에도 장기적으로 어지러운 증상을 겪어 답답함을 호소하는 환자들이 있다. 실제로 진료실을 찾아왔던 어지럼증 환자 중 상당수는 귀나 뇌의 이상이 아닌 심리적인 문제로 인한 기능 이상이 주요 원인이었다. 심각한 스트레스 상황에서 정신적으로 압박 받았거나, 만성피로와 불면증으로 인한 중증 뇌파가 오래 지속되었거나, 불규칙한 생활과 심한 영양불균형으로 인해 신체리듬이 깨어진 것이다. 이러한 이유로 자율신경기능의 균형이 깨어지면 오랜 기간 원인 불명의 어지럼증을 겪을 수 있다.

한의에서는 이 같은 경우, 기력을 보강하고 자율신경기능의 균형을 잡아주는 한약과 약침, 침으로 치료한다. 다만 개인별로 원인과 병력, 그리고 기타 질환이 있는 경우 등을 구분하기 때문에 환자별로 치료 기간은 달라진다.

어지럼증, 여름에 심해진다

어지럼증 환자는 계절을 따지지 않고 늘 찾아오지만, 특히 무더위에 진료실을 방문하는 환자가 대폭 늘어난다. 여름에는 땀을 많이 흘려 탈수 증상이 나타나기 쉬우며, 또 실내외 온도 차가 크다 보니 자율신경에 교란이 일어나 어지럼증이 생기기도 한다. 게다가 여름철 피해 갈 수 없는 냉방병 때문에 두통을 동반하는 어지럼증이 나타나기도 한다. 여름철 더위와 열대야로 잠을 제대로 못 자 피로가 누적되고, 이 때문에 기력 소모가 심해져서 갑작스레 어지럼증을 느끼는 경우도 많다.

더운 계절이라도 신체 조절 기능을 담당하는 자율신경을 잘 유지하면 건강을 지키는 것은 물론 어지럼증도 피할 수 있다. 반면에 자율신경기능이 약하거나 문제가 있는 사람은 조절 능력이 쉽게 떨어지며, 무더위 폭염이 지속되면 자율신경실조로 인한 어지럼증이 더 심해진다. 특히 평소에도 스트레스와 과로에 시달렸거나 면역력이 떨어져 있는 사람은 자율신경의 조절이 잘 안되기 때문에 더위에 더욱 취약하며, 어지럼증이 쉽게 발생할 수밖에 없다.

어지럼증의 치료와 예방

한의 치료는 어지럼증의 원인이 되는 자율신경의 조절 기능 회복에 중심을 두고 이루어진다. 환자 개개인의 건강 상태에 따라 허약함을 보(補)해야 할지, 뇌의 피로를 풀어줘야 할지, 혹여 어지럼증이 다른 질병의 연장선은 아닌지를 파악한 뒤 한약 처방과 약침, 침 치료를 시행한다. 치료의 원리는 자율신경기능을 회복할 수 있도록 상열하한의 인체를 수승화강으로 되돌리는 것이다.

자율신경기능은 외부 환경, 특히 온도 변화에 민감해 여름철에는 가장 더운 한낮의 외출은 피하고, 실내에서도 지나친 냉방은 피하는 것이 좋다. 어지럼증이 오래 지속되고 있는 사람이라면 규칙적인 생활과 일정한 수면 시간을 지켜서 자율신경기능이 회복될 수 있는 기초적인 몸 상태를 잘 유지해야 한다. 그리고 신체 대사 순환을 좋아지게 하려면 청량음료나 커피, 주스보다는 물을 자주 마시는 게 좋은데, 여름철에 하루 2~3리터 이상 마셔주면 신진대사 촉진에 도움이 된다.

불면증

불면증 환자들에게는 밤이라는 시간 자체가 심리적 압박으로 다가온다. '오늘 또 못 자면 어떡하지?' 해가 지면서부터 걱정을 시작한다. 스트레스를 받거나 걱정이 많으면 잠들기가 어렵고, 설령 잠이 들어도 선잠을 자기 일쑤다.

물론 스트레스를 받거나 걱정이 많다고 해서 누구나 불면증 환자가 되는 것은 아니다. 신체는 스스로 회복하는 능력이 있어 일시적으로 불면의 밤을 보내다가도 시간이 지나면 자연적으로 잠들 수 있게 된다. 잠은 억지로 자려고 해서 잘 수 없지만, 그렇다고 잠들지 않으려 노력해도 거스를 수 없는 지극히 생리적인 반응이기 때문이다.

불면증 환자가 왜 이렇게 많아졌을까

그런데 요즘은 내과, 정신과, 한의원 할 것 없이 찾아오는 불면증 환자가 너무나 많다. 게다가 수면유도제나 수면제를 사용하는 사람들 또한 엄청나게 많아졌다는 사실을, 임상에서 직접 환자를 치료하며 피부로 직접 느낄 수 있었다.

불면증에 걸린 이유 역시 제각각이다. 우울증으로 인한 불면증, 갱년기 열감과 땀 때문에 생긴 불면증, 암 때문에 생긴 불면증, 생리 주기에 따라 주기적으로 찾아오는 불면증, 이유 없이 만성 스트레스 상태에서 생겼다가 없어지지 않는 불면증 등.. 시작도 제각각이고, 병력 역시 다양하며, 환자들의 나이도 10대부터 80세까지 골고루 분포되어 있다.

잠은 뇌와 신체가 휴식을 통해 본래의 기능을 회복하는 시간이다. 특히 도시인들은 낮 동안 잠시도 쉬지 않고 느끼고, 생각하고, 고민하고, 판단하고, 결정하는 것을 반복한다. 이 때문에 수면을 통해 과열 상태가 된 뇌를 잘 쉬게 해줘야 건강한 정신 상태를 유지할 수 있다.

오랫동안 제대로 잠들지 못한 환자들의 뇌파를 검사해보면 긴장이나 심한 스트레스를 겪는 파장이 100명 중 100명 모두 나타난다. 제대로 잠들지 못한다는 것은 뇌세포가 휴식을 오래 취할 수 없는 상태라는 이야기이며, 궁극적으로는 뇌파뿐 아니라 뇌 자체에 악영향을 미치게 된다는 뜻이다.

불면증은 자율신경기능의 균형을 잡아야

당장 잠들 수 있도록 도와주는 수면유도제를 얼마든지 처방받을 수 있는 세상이지만, 정작 약을 먹고도 편히 잠들 수 없다는 사람이 많다. 애초에 잠을 제대로 못 자는 이유는 원인이 치유되지 않았기 때문이다. 잠이 오지 않고 뇌가 각성하는 것은 자율신경 중 교감신경이 과하게 항진해 심신이 긴장되어서이다.

원인을 치료하면 심신이 편안해지므로 잠이 저절로 찾아오게 된다. 별도로 약을 처방하지 않아도 자율신경기능의 균형을 잡을 수 있으면 원인이 해결된 것이니, 자연스럽게 수면 상태로 들어갈 수 있는 것이다.

한의에서는 항진된 교감신경을 안정시키고 허약한 부교감신경을 튼튼하게 하는 한약 처방과 자율신경기능의 회복을 돕는 약침 시술, 그리고 침, 뜸 등의 다양한 치료를 병행한다. 이를 통해 환자 스스로 심신의 건강을 회복해 저절로 잠들 수 있도록 유도한다.

잠을 잘 자려면

• 햇볕 쬐기: 아침에는 햇볕 샤워가 필요하다. 햇볕을 쬔 후 15~17시간이 지나야 뇌하수체에서 멜라토닌이 나오게 된다. 그러니 자정 무렵에 인체에서 자연적으로 멜라토닌이 만들어지게 하려면 아침 7시에서 9시 사이에는 햇볕을 쬐어야 한다.

• 전자파 피하기: 침실 주위의 가전제품을 모두 치우고, 오직 잠 하나에 집중할 수 있는 환경을 만드는 것 역시 중요하다. 잠자리 바로 옆에 배치된 가전제품에서 나오는 전자파는 숙면을 방해하며 건강에도 해롭다. 또한 잠자

기 전까지 침대 위에서 스마트폰을 보지 않으려는 노력도 필요하다. 자기 전까지 스마트폰을 보게 되면 전자파의 영향으로 잠을 쉽게 이루지 못하기 때문이다.

• 기상 시간 맞추기: 설령 잠자리에 드는 시간이 들쭉날쭉하더라도 일어나는 시간만은 항상 일정하게 유지하자. 늦은 시간까지 깨어있었다는 이유로 다음 날 늦게 일어나기를 며칠 반복하게 되면, 수면 리듬이 완전히 깨어져 정상으로 회복하는 데 더 많은 시간이 걸린다.

• 우유: 우유에 들어 있는 '트립토판'은 우리 몸에서 합성되지 않아 음식을 통해서만 섭취할 수 있는 필수 아미노산이다. 트립토판은 행복감과 활력을 주는 신경전달물질이자 수면을 조절하는 역할을 하는 세로토닌의 원료이기도 하다. 잠들기 전에 우유를 따뜻하게 데워 마시면 몸이 노곤해지면서 쉽게 잠이 드는 이유가 바로 이 트립토판에 있다.

• 대추: 대추의 은은한 단맛은 체내에서 진정 작용을 하기에 불안증, 우울증, 스트레스는 물론, 불면증 해소 효과까지 얻을 수 있다. 이처럼 대추는 시간에 쫓기며 스트레스가 많은 현대인에게 부작용 없는 '천연 신경안정제'로 불리기에 충분한 식품이다. 불면증에 시달리는 사람이라면 대추에 파의 흰 뿌리를 넣어 함께 끓여 마시거나, 대추 10개에 감초를 조금 넣어 달인 물을 마시자. 날카로운 신경이 누그러지고 마음이 편안해지면서 잠이 올 것이다.

10장

자율신경계를 지키는 생활습관

음식에서 지압까지

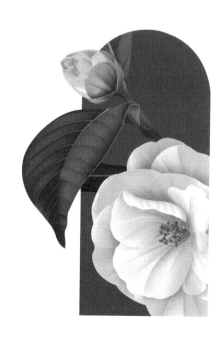

음식

건강하고 편안한 식사를 하면 부교감신경이 활성화되어 식욕이 누그러짐은 물론 스트레스도 해소된다. 그러나 반대로 식사를 제때 하지 못하면 교감신경을 자극해서 근육이 긴장되고, 잠이 오지 않게 되며, 땀이 비정상적으로 흐르거나 몸이 불편해지고, 면역력도 떨어지게 된다. 그래서 식사는 자율신경실조를 예방할 수 있는 좋은 방법이다. 교감신경을 안정시키고 부교감신경을 깨우는 음식이 무엇인지 제대로 알면 자율신경의 균형을 이룸으로써 결과적으로 삶의 질을 높일 수 있다.

가바(GABA)

가바(GABA)는 감마아미노부틸산(Gamma-AminoButyric Acid)의

약자로, 우리 몸 중추신경계에 쓰이는 아미노산 신경전달물질이다. 가바는 뇌의 대사를 촉진해 집중력 강화와 기억력 증진에 도움을 주며, 불면, 불안, 우울, 분노 등의 스트레스 신호가 뇌에 전달되지 못하게 하는 효능이 있다. 특히 교감신경이 항진되어 뇌의 각성 상태가 지속됨에 따라 수면의 질이 떨어지는 증상이 나타날 때 활기와 활력을 높여주고, 긴장과 불안을 낮춰 수면의 질을 개선하는 데 도움을 준다.

※ 참고

- **가바 현미**: 가바 성분을 극대화한 기능성 쌀로, 가바 성분이 6~8배 높아 스트레스로 인한 교감신경 항진 증상을 완화한다.

채소

채소는 식이섬유가 풍부하여 장 기능 개선에도 도움을 줄 뿐 아니라, 피로회복과 면역력 개선, 자율신경계 회복에 두루 좋은 영향을 미친다. 감자, 고구마, 우엉, 당근, 연근, 무 등 각종 뿌리채소와 청경채, 배추, 깻잎, 시금치, 미나리, 양배추, 셀러리, 파프리카, 브로콜리 등 각종 녹황색 채소를 하루에 한 접시 이상 섭취하는 것이 좋다. 특히 채소를 살짝 데치거나 쪄서 먹는 채소찜은 풍부한 식이섬유와 다양한 영양소를 한꺼번에 섭취할 수 있다는 장점이 있으며, 소화 및 흡수, 배변도 잘 된다. 혈관을 이완시키고 혈행의 순환을 좋아지게 하므로, 부교감신경을 활성화하는 데에도 도움이 된다.

※참고

• **채소찜**: 감자, 고구마, 우엉, 당근, 연근, 무 등 각종 뿌리채소, 청경채, 쌈 채소, 배추, 파프리카, 거기다 마늘과 양파까지 골고루 넣고 찜통에서 10~20분간 쪄낸다. 따로 소금이나 간장으로 간을 하지 않으며, 모든 채소는 껍질째 쪄낸다. 물로 깨끗이 씻어 흙을 제거하는 정도로만 손질한다. 버섯류나 사과, 단호박, 아보카도를 넣어도 좋다.

미네랄

마그네슘, 아연, 셀레늄, 칼슘, 철분 등의 미네랄은 자율신경의 기능을 높이고, 몸을 적정한 약 알칼리화 하는 데 도움을 주며, 대사 작용과 혈액순환에도 이로운 작용을 한다. 만약 미네랄이 부족하면 스트레스에 민감해지고, 집중력이 떨어지며, 짜증이 나고, 불안이나 초조 증상에 시달리는 등 교감신경이 항진된다. 따라서 충분한 미네랄 섭취는 건강을 지키는 필수 조건이다. 미네랄이 많은 음식으로는 브로콜리, 시금치, 양배추, 케일, 깻잎 등 녹황색 채소, 멸치, 다시마, 조개 등 해조류, 그리고 각종 버섯이 있다.

물

하루 2리터 이상의 물을 마시면 신진대사에 도움이 되고, 혈행의 순환도 좋아지며, 배변 활동도 좋아진다. 또한 부교감신경을 활성화하는 데도 도움이 된다.

유산균

유산균은 장내 유익균을 늘려주어 배변 활동을 개선해줄 뿐 아니라 면역력 향상 및 부교감신경의 활성을 지원하여 자율신경의 균형을 이루는 데 도움이 된다. 스틱 형태로 시판되는 유산균을 따로 복용하거나 요구르트, 낫또, 청국장 등 발효 음식을 꾸준히 복용해도 좋다.

감자

감자는 성질이 서늘해서 예전에는 화상이나 자외선에 자극받은 피부에 붙여서 열기를 내리는 데 쓰였는데, 사실 외용으로만 약효가 있는 것이 아니라 스트레스로 마음속에 울화가 쌓여 생긴 증상에도 좋다. 감자에는 스트레스를 조절하는 부신피질 호르몬을 활성화하는 효능이 있어서 불안, 초조, 우울감에 시달리는 사람에게 효능이 있다.

호두

중국에서는 쉽게 피로해지거나 기운이 없을 때 부족한 양기를 보충하는 '조양약(助陽藥)'을 처방해서 먹는데, 그 재료 중에 호두가 포함되어 있다. 호두는 불면증이나 노이로제에도 효과가 있어 정신불안증을 해소해 준다. 하루에 호두 2알 정도씩만 먹으면 우울했던 마음이 한결 편안해진다.

시금치

시금치 속 엽산은 행복을 느끼게 하는 신경전달물질인 세로토닌을 생성하는 것을 도와 불면, 불안 증상을 예방하는 효능이 있으며, 혈액 성분의 근원인 엽록소를 풍부하게 하여 혈액을 맑고 정갈하게 하는 효과가 있다. 또한 부교감신경을 활성화하는 데에도 좋은 식품이다.

상추

상춧잎이나 줄기에는 쓴맛을 내는 우윳빛 즙액인 락투세린(lactucerin)과 락투신(lactucin) 성분이 들어 있는데 진통 및 최면 효과가 있다. 그래서 상추에 밥을 싸서 먹으면 한결 잠이 잘 온다. 또한 상추는 가슴에 막힌 기운을 풀어주어 머리를 맑게 한다. 따라서 스트레스를 받아 우울하거나 마음이 상해서 머리가 아프고 불안한 사람이 상추를 먹으면, 예민해진 신경을 편안하게 다스릴 때 도움을 받을 수 있다.

셀러리

셀러리는 혈압을 내리고 피를 맑게 만들어주거나, 이뇨 및 진정 작용을 통해 신경을 안정시킨다. 셀러리의 독특한 향은 프탈라이드(phthalide) 성분 때문인데, 이는 식욕 증진, 정신 안정, 두통 경감에 도움을 준다. 또한 혈관이 딱딱해지는 것을 막아주고 혈관 벽을 부드럽게 유지함으로써 혈액순환이 좋아지게 돕는다. 이 때문에 혈압이 높거나, 얼굴이 붉고 열이 많이 있는 사람에게 이롭다.

두릅

두릅에는 비타민 C와 B1 이외에 신경을 안정시키는 칼슘이 많이 들어 있어 마음을 편하게 해주고 불안, 초조감을 없애주는 데 많은 도움이 된다. 신경 쇠약이나 우울증을 없애고, 마음을 편안하게 하려는 목적으로 두릅을 먹을 때는 줄기나 뿌리로 생즙을 내어 먹는 것이 좋다. 또한 두릅의 순에서 나는 독특한 향은 정유 성분으로, 마음을 편안하게 하고 활력을 준다.

바나나

바나나에 많은 칼륨 성분은 스트레스를 해소해 준다. 또한 바나나에는 세로토닌 생성에 도움을 주는 트립토판 성분이 함유되어 있어 심리적인 안정을 주며, 아미노산과 마그네슘은 숙면을 유도한다. 만약 우리 몸에 마그네슘이 부족해지면 불안, 초조, 우울, 심한 감정 기복이 생길 수 있는데, 바나나에 풍부한 마그네슘은 안정적인 감정 상태를 유지하는 데 도움이 된다.

라벤더

라벤더 잎을 뜨거운 물로 우려내어 차로 만들어 마시는 방법을 권한다. 라벤더의 리날로올, 리날릴아세테이드 성분은 신진대사를 돕고, 심장을 진정시키는 작용이 있어, 혈압을 낮추고 심장박동을 늦춰주며 불면증을 효과적으로 치료한다. 또한 라벤더에는 근육통을 진정시키는 효능도 있어, 라벤더 오일을 직접 근육에 발라 스트레스로 굳어진 근육을 풀기도 한다. 잠이 오지 않을 때 목욕물에 라벤더 오일을 몇 방울 풀어 목욕하고 나면 편하게 잠을 잘 수 있다. 만약 스트레스로 인해 머리가 지끈거릴 때 라벤더 오일 냄새를 맡으면 통증이 가라앉는다.

카모마일

카모마일에는 여러 가지 효능이 있는데 그중에서도 특히 진정 작용, 소화 촉진 작용이 뛰어나다. 카모마일의 아피제닌 성분에는 항산화 효능이 있으며, 불면증에도 효과가 있어 잠자기 전에 마시면 숙면을 돕는다. 또한 피로를 풀어주거나 감기를 예방하는 데도 도움이 된다. 만약 목욕제로 이용하면 근육통, 신경통, 피로회복에도 도움이 된다.

카모마일은 정신적인 안정에도 효과가 있어, 불안, 초조, 긴장, 우울감이 있을 때 차로 끓여 마시면 마음이 금방 진정되고 깊은 잠을 잘 수가 있다. 국화과 식물인 카모마일은 한의에서는 국화를 말려 '감국'이라는 한약재로 사용하는데, 주로 스트레스성 두통을 치료하기 위해 처방하고 있다.

생활수칙

신체리듬을 회복해라

자율신경의 균형을 이루기 위해서는 규칙적인 수면과 일상생활의 리듬을 찾아야 한다. 수면과 생활의 리듬이 일정하게 유지되어야 식사 시간과 오장 (五臟)의 운동에 리듬이 생기게 되고, 바이오리듬 및 자율신경의 균형 유지 가 쉬워진다.

충분한 수면 시간을 확보해라

절대적인 수면 시간이 부족하면 만성피로가 쌓이고 교감신경이 쉽게 항진 된다. 따라서 매일 일정한 수면 시간을 충분히 확보하면 컨디션을 쉽게 조절 할 수 있고, 자율신경의 균형을 유지하는 데에도 도움이 된다.

밤샘, 야간근무, 야행성 생활을 피해라

주야간 교대근무, 3교대, 야간근무를 하는 사람들이 자율신경계 질환에 걸릴 확률은 그렇지 않은 사람에 비해 월등히 높다. 게임이나 TV 시청으로 새벽까지 잠을 자지 않는 생활 역시 자율신경의 균형을 깨뜨리는 원인이 된다. 낮에는 깨어있고 밤에는 자는 생활이 가장 좋다.

몸을 움직여라

스트레스는 자율신경에 문제를 일으키는 주범이다. 자율신경 균형의 붕괴는 의외로 별다른 징후 없이 진행된다. 따라서 평소 스트레스를 받지 않았다고 자부했으나, 알고 보니 교감신경 항진이 상당히 진행되어 진료실로 찾아오는 분들이 꽤 있다.

스트레스로 마음이 혼란하여 마음을 바꾸기 힘들다면, 몸을 먼저 바꾸는 것도 효과적이다. 일정한 시각에 몸을 움직여주는 것으로 충분하다. 걷기도, 뛰는 것도, 체조도, 아무튼 무엇이든 좋으니 몸을 움직여보자. 다만 이러한 운동은 가능하면 낮에 하는 것이 좋다. 그래야만 밤에 깊은 잠을 잘 수 있기 때문이다.

제대로 먹어라

자율신경기능에 문제가 있는 환자들을 치료할 때 가장 먼저 체크하는 것이 바로 식습관이다. 주로 식사의 종류, 시간 등을 체크하는데, 식습관이 제대로 되어 있지 않으면 자율신경의 교란이 쉽게 발생하고 치료를 시작해도 좀처럼 병세가 호전되질 않기 때문이다. 규칙적으로 식사하되 항상 일정한 양을 먹는 것이 중요하다.

음식은 가능한 한 가공하지 않은 자연 식재료를 최소한의 조리를 거쳐서 만들어내는 것이 자율신경 회복에 효과적이다. 자율신경의 문제로 소화 효소가 제대로 활동하지 않아 소화기 질병으로 고생하는 환자가 많은데, 열에 아홉은 식습관에 문제가 있었다. 제대로 먹어야 자율신경 건강을 지킬 수 있다.

아침형 생활이 좋다

생활 습관이 규칙적이지 못한 사람은 자율신경 균형이 깨어지기 쉽다. 자율신경 건강을 좋게 유지하려면 생활 습관을 바로 잡는 것이 중요하다. 생활 습관 중에 가장 중요한 것은 낮에 깨어있고 밤에 자는 아침형 생활이다. 낮에는 교감신경이 활동하고 반대로 밤에는 부교감신경이 활동해야 하는데, 새벽까지 깨어있으면 교감신경은 항진되고 부교감신경은 약해진다.

아침형 생활을 하는 사람은 당연히 밤에 늦게까지 깨어있을 수 없다. 아침에 일찍 일어났으니 밤에는 졸리게 마련이다. 따라서 일찍 잠을 자게 되고 다음 날 아침에는 일찍 일어나는 선순환이 연결된다. 생활 습관을 바로 잡아 밤에 숙면하는 습관은 자율신경 건강을 유지하는 첫걸음이다.

느리게 살자

뭐든지 급하게 하면 심장박동이 빨라지고 혈압이 높아지며 교감신경이 항진된다. 항진된 교감신경을 가라앉히는 가장 좋은 방법은 '느리게' 사는 것이다. 생각도 느리게, 행동도 느리게, 말도 느리게. 느린 삶이 부교감신경을 활성화해주는 보약인 셈이다. 그래서 약속했던 시간보다 30분 일찍 도착하는 여유가 필요하다. 시간에 쫓겨 급하게 살면 마음이 불안해지고 심장이 빨리 뛰며 호흡도 불안정해진다. 교감신경이 항진되는 것이다. 여유 있게 움직인다면 교감신경이 항진될 일이 없다. 늘 느긋하고 여유 있을 테니 말이다. 이처럼 여유를 가지면 자율신경 활성에도 도움이 된다.

뛰는 것보다는 걷는 게 낫다

뜀박질하면 호흡이 가빠지고, 심장이 벌렁거리며, 교감신경이 항진된다. 반대로 천천히 걸으면 호흡이 차분하게 유지되며 심장도 편안해진다. 집 근처에 조용하게 산책할 수 있는 '나만의 산책로'를 만들어 두고, 식사 후에 30분 이상 천천히 산책하면 부교감신경 활성화에 도움이 된다.

심호흡을 자주 해라

허리와 등을 곧게 편 뒤, 어깨의 힘은 빼고, 가슴을 연 자세로 바르게 앉는다. 두 손은 편안히 아래에 내려두고, 시선을 코끝에 집중한다. 그 뒤에 코를 통해 숨을 천천히 내보내고 다시 천천히 들이마신다. 숨을 들이마시는 것보다 더 천천히 숨을 내쉰다. 숨소리가 들리지 않을 정도로 조용히, 그리고 천천히 호흡을 반복한다. 이러한 심호흡을 하루에 10~30분가량 실시하면 교감신경이 진정되면서 몸과 마음이 한결 편안해질 것이다.

자세

24시간 쉬지 않고 우리 몸의 생명 시스템을 조율하고 있는 자율신경 중에서도 교감신경과 부교감신경은 목뼈부터 엉치뼈까지 척추를 따라 분포되어 있다. 그래서 자율신경기능의 균형을 위해 빠뜨릴 수 없는 부분이 바로 척추를 세우는 반듯한 자세를 늘 유지하는 것이다.

자세가 구부정하고 흐트러지면 척추 균형이 깨어지고, 교감-부교감신경의 통로인 척추의 흐름이 왜곡되어 한쪽으로 척추와 근육의 부담이 가중된다. 또한 등과 어깨가 앞으로 굽으면 가슴 근육이 위축되고 몸도 안으로 말려 들어가 깊이 들이마시고 천천히 내쉬는 복식 호흡, 즉 교감을 안정시키고 부교감신경을 활성화할 수 있는 호흡이 힘들어진다.

서 있거나 앉아있을 때 양손을 뒤로 깍지 끼고 팔꿈치는 펴는 자세를 취하면 가슴이 활짝 열리게 된다. 또는 그냥 서 있을 때도 엉치를 약간 뒤로 빼고, 아랫배에 힘을 주면 가슴이 자연히 열린다. 이런 자세에서 깊은 호흡, 복식 호흡이 가능하며 교감-부교감신경의 원활한 작용이 이루어진다.

바른 목

목(경추) 역시 뇌에서 뻗어 내려오는 자율신경의 신호를 균형 있게 연결해 주는 중요한 구조물이다. 즉, 뇌와 몸을 이어주는 중요한 연결 부위라는 말이다. 그런데 잘못된 자세로 거북목, 일자목으로 굳어진 사람은 교감-부교감신경의 통로에 문제가 생긴다.

목이 앞으로 뻗어나가 있으면 마찬가지로 등이 구부러지고, 어깨는 안으로 말려 들어가며, 폐와 호흡기가 좁아지면서 횡격막이 압박받아 호흡이 짧아지고 얕아진다. 그래서 어지럽거나 이명, 불면, 소화불량, 답답함, 상열감 등 교감신경 항진으로 인한 증상들이 다양하게 발생하게 되는 것이다.

자신이 거북목인지 아닌지 알아보는 방법은 간단하다. 벽에 기대어 머리부터 어깨, 엉덩이, 발뒤꿈치까지 벽에 붙이고 서보는 것이다. 이때 머리가 벽에서 떨어진다면 거북목일 가능성이 있다. 거북목을 치료하고 싶다면 이렇게 선 자세에서 턱을 아래로 약간 당기고 머리는 벽에 붙이는 느낌을 유지하면 된다. 이는 거북목도 치료하고 부교감신경 활성도 돕는 좋은 방법이다.

만약 목덜미가 뭉쳐서 늘 무겁고 목과 어깨가 딱딱하게 뭉쳐져 있다면, 뇌와 몸을 이어주는 중요한 통로에 문제가 생겨 교감신경이 쉽게 항진될 수 있다. 따라서 목과 어깨가 뭉치지 않도록 평소에 습관적으로라도 스트레칭을 통해 혈액순환을 개선하며 부드럽게 해주는 것이 중요하다.

근육 이완

전신의 근육에 힘을 빼는 연습은 부교감신경의 활성에 큰 도움이 된다. 바닥에 누워 눈을 감은 뒤, 심호흡하면서 머리부터 이마, 코, 턱, 귀 순으로 하나하나 내려가 발목, 발등, 발끝에 이르기까지 천천히 힘을 빼면 된다. 하루 두 번, 아침과 저녁에 10분씩 시도하면 좋다. 꾸준히 하게 되면 긴장이 해소되고 호흡은 깊어지며 뇌 피로도 줄어든다.

주로 공황증, 화병, 자율신경실조증 환자를 치료할 때, 한약과 약침을 처방하면서 이 방법을 하루 두 번 꾸준히 시도하라고 지도하고 있는데, 환자들의 빠른 회복에 아주 큰 도움이 되었다.

바른 걸음

단순히 걷는 것과 다르게, 올바로 걷기는 아무나 쉽게 할 수 없다. 제대로 걷지 못하면 걸을 때마다 몸에 무리를 주게 된다. 제대로 걸어야 척추에 부담을 주지 않으며 자율신경기능을 건강하게 유지할 수 있다.

제대로 걷기 위해서는 턱은 약간 당기고 가슴을 활짝 편 뒤 허리를 곧게 펴야 한다. 견갑골이 등에서 서로 척추를 향해 가까워진다는 느낌으로 당기면 어깨가 열린다. 걸을 때 몸이 좌우로 흔들리지 않게 신경 쓰되, 팔은 앞뒤로 움직이고, 특히 팔이 뒤로 가는 폭이 더 크게 걷도록 한다. 땅에 발을 디딜 때는 발뒤꿈치부터 닿도록 하고 머리꼭지를 누군가 하늘로 당긴다는 느낌으로 몸을 쭉 펴서 걷자.

자율신경을 치료하는 전신면역약침

교감신경과 부교감신경이 분포된 척추를 잘 관리하는 일은 자율신경 치료에 있어서 아주 중요하다. 한의에서 자율신경을 치료하기 위해 침이나 약침을 척추 바로 옆에 자리 잡은 협척혈(夾脊穴: 화타협척혈이라고도 부르며 자율신경과 위치가 같고, 척수신경을 직접 자극할 수 있는 경혈), 그리고 척추 주위의 배수혈(背兪穴: 오장육부의 에너지가 모두 모여있는 경혈)에 놓는 이유이기도 하다.

배수혈과 협척혈, 그리고 림프 순환을 돕는 몇 가지 경혈까지 함께 치료하는 전신면역약침(全身免疫藥鍼)은 자율신경 치료에 있어 가장 기본이 되는 방법이다. 배수혈이나, 협척혈, 전신면역약침 치료는 먼저 한의사에게 정확한 진찰을 받은 후, 본인에게 적합한 횟수만큼 행하면 된다.

호흡

우리의 몸은 스트레스를 받으면 교감신경이 항진되어 호흡이 빨라지고 짧아지며 얕아진다. 화가 날 때도 호흡은 급격히 빨라진다. 너무 무서울 때는 또 어떤가? 호흡이 순간적으로 멈추기도 한다.

이렇게 감정 상태와 호흡은 아주 깊은 관련이 있으며, 두 사이를 연결해주는 것이 바로 호흡을 주관하는 자율신경이다. 그래서 마음이 평온하고 안정적이면 부교감신경이 활성화되어 호흡이 느려지고 길어지며 깊어지는 것이다.

감정과 호흡, 그리고 자율신경

호흡을 의식적으로 쉬게 되면 감정은 물론 자율신경기능을 어느 정도 조절할 수 있게 된다. 비록 감정을 마음대로 조절하거나 자율신경을 자유자재로 항진 또는 활성화할 수는 없지만, 호흡을 의식적으로 조절하는 것은 누구라도 충분히 할 수 있다.

조절된 깊은 호흡은 내면의 불안한 마음을 안정시켜주기 때문에 스트레스가 심한 사람에게는 정신적으로 큰 도움을 준다. 화가 났을 때 호흡이 불안정해지는 것을 관찰한 뒤, 호흡을 천천히 길게, 그리고 깊이 하다 보면 교감신경이 안정되어 흥분이 감소하고 몸도 안정되는 것을 느낄 수 있다.

들숨은 교감신경과 연결되어 있어 몸을 적당히 긴장시킨다. 반면에 날숨은 부교감신경을 활성화하여 긴장을 풀고 편안함을 준다. 그래서 화를 내거나 공황증으로 인해 과호흡이 발생하면 들숨만 쉬어지는 바람에 공황발작으로 이어지거나 심하면 실신하는 경우가 생기는 것이다.

숨을 길게 내쉬면 횡격막이 위로 올라가면서 폐를 최대한 수축시켜 탁한 공기를 몸 밖으로 충분히 배출시키게 된다. 동시에 복근이 안으로 들어가 장을 자극하게 된다. 또한 날숨으로 인해 부교감신경이 자극받으면 면역력이 향상되고 뇌파도 편안해지며 몸과 마음이 이완된다.

들숨은 짧게, 날숨은 천천히 길게 내쉬는 것이 부교감신경을 활성화하는 가장 좋은 방법이다. 화병, 공황증, 자율신경실조 등의 교감신경 항진 증상이 심한 사람은 의식적으로라도 들숨은 짧게, 날숨을 최대한 천천히 길게 쉬어보도록 하자.

스트레스를 줄여주는 복식호흡

평소에 별생각 없이 숨을 쉬면 가슴으로 숨을 쉬는 흉식호흡을 하게 된다. 이때 의식적으로 배로 호흡하는 복식호흡을 하게 되면 몸속 깊은 곳까지 산소가 전달되고, 카테콜아민, 코르티솔과 같은 스트레스 호르몬이 줄어들게 되며 부교감신경이 활성화된다.

복식호흡은 흉식호흡보다 3~5배 많은 공기를 들이마셔 횡격막의 움직임이 커지게 하고 뇌로 전달되는 산소도 늘려 정신이 맑아지게 한다. 게다가 심장박동을 느리게 하고 근육을 이완시켜 마음에 안정을 줄 뿐 아니라 소화기를 자극하여 변비 예방에도 도움이 된다. 심지어 흉식호흡보다 칼로리 소모가 높으며 신진대사를 활성화하여 몸속 노폐물이 더욱 잘 배출되도록 돕는다.

복식호흡 연습법

먼저 가슴과 배꼽 위에 양손을 각각 댄 뒤 코로 깊고 크게 호흡하되, 배꼽에 댄 손에만 움직임이 있도록 주의하면 된다. 앉아서 하기 힘들면 편안히 바닥에 누운 자세에서 해도 된다.

만약 앉아서 호흡한다면, 전신의 근육이 이완되며 척추 라인이 일직선이 될 수 있도록 꼿꼿하게 앉은 뒤, 턱을 약간 아래로 내린 자세를 만든다. 숨을 들이마실 때는 배가 풍선처럼 천천히 부풀어 오르는 느낌으로, 내쉴 때는 풍선의 공기가 완전히 다 빠지듯이 최대한 천천히 내쉰다. 하나부터 천천히 세어 셋이 되면 숨을 들이쉬고, 둘에 숨을 참으며, 다섯까지 세면서 천천히 숨을 내쉰다.

평소에 복식호흡을 연습해두면 공황발작이나 과호흡, 심한 스트레스 상황에서 스스로 호흡 조절을 통해 교감신경을 안정시킬 수 있으므로 습관적인 진정제 복용이나 응급실로 향하는 일을 줄일 수 있다.

자율신경균형을 회복하는 비강호흡

코는 외부로 숨을 들이쉬고 내쉬는 통로이기도 하지만, 흡수하기 쉽도록 먼지를 거르고, 들이쉬는 공기를 데우며 촉촉하게 만들어준다는 점에서 중요하다.

인도 요가에서 산스크트리어로 '나디 쇼다나(Nadi Shodhana)'라고 부르는 비강호흡은 한쪽 콧구멍을 막고 하는 호흡법인데, 부교감 신경계를 활성화하는 데 도움을 준다. 오른쪽 콧구멍으로 호흡하면 교감신경이 항진되어 혈액순환 속도가 빨라지고 몸이 뜨거워지며 심박수가 올라간다. 반대로 왼쪽 콧구멍으로 호흡하면 부교감신경이 활성화되어 혈압이 낮아지고 몸의 열이 식으면서 이완된다. 비강호흡은 양쪽의 콧구멍을 통해 음양의 에너지를 정화하고 교감신경과 부교감신경의 균형을 회복하도록 돕는 호흡법이다.

비강호흡(나디 쇼다나 Nadi Shodhana) 연습법

오른손 검지와 중지를 접고, 오른손 엄지는 오른쪽 코를, 약지는 왼쪽 코를 막는다. 엄지를 뗀 채 오른쪽 코로 숨을 들이마시고, 다시 엄지로 코를 막아 호흡을 잠시 멈추었다가 약지를 뗀 채 왼쪽 코로 숨을 내쉰다. 이번에는 왼쪽 코로 숨을 들이마시고, 약지로 코를 막아 호흡을 멈추었다가 오른쪽 코로 숨을 내쉰다. 천천히 넷까지 세면서 들이쉬고, 또 넷을 세면서 멈춘 뒤, 넷을 세면서 내쉬면 된다.

호흡할 때의 주의점

들숨은 짧게, 날숨은 천천히 길게 깊이 내쉬는 호흡법이나 복식호흡, 그리고 비강호흡 모두 마찬가지이지만, 호흡법의 효과가 극대화되기 위해서는 제대로 된 자세를 잡는 것이 중요하다.

등이 앞으로 굽고 목이 앞으로 빠져나온 자세에서는 호흡법으로 효과를 제대로 보기 힘들다. 산소와 이산화탄소의 가스 교환이 충분히 이뤄지지 않으면 횡격막의 움직임이 약해져 부교감신경을 활성화하지 못하기 때문이다.

또한 누운 자세나 구부정한 자세에서 호흡하는 것보다는 척추를 똑바로 펴고 반듯하게 앉은 자세에서 하는 호흡이 훨씬 효과적이다. 들숨과 날숨의 효과가 극대화될 수 있도록, 단전에 힘이 들어간 자세에서 턱은 약간 아래로 당기는 느낌으로 유지하고 가슴을 크게 펴며 등을 늘리는 느낌으로 반듯하게 펴도록 하자.

또한 처음부터 욕심내어 너무 오래 숨을 내쉬거나 참는 것은 몸에 무리를 줄 수 있으므로 조금씩 호흡의 길이를 늘려나가는 것이 좋다. 자세를 바로 하고 날숨에 집중하면서 호흡근을 충분히 활용하면 부교감신경 활성에 큰 도움이 된다.

운동

붕어운동

붕어운동은 물고기가 헤엄치는 것처럼 좌우로 진동을 주어 척추를 바르게 하고 뱃속을 고르게 만드는 운동이다. 이 운동은 척추 주위에 있는 자율신경의 활동을 촉진하고 전신에 있는 신경의 기능을 정상화하며 혈액순환을 돕는다.

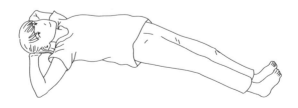

방법: 팔베개를 하고 두 다리는 일자로 모은 채 천장을 보고 눕는다. 내 몸이 오른쪽으로 갈 때는 오른쪽 팔꿈치가 오른발이, 왼쪽으로 갈 때는 왼쪽 팔꿈치가 왼발과 만난다고 생각하면서 물고기가 헤엄치듯이 움직인다. 10분 1세트로 총 1회 실시한다. 무엇보다 매일 꾸준히 하는 것이 중요하다.

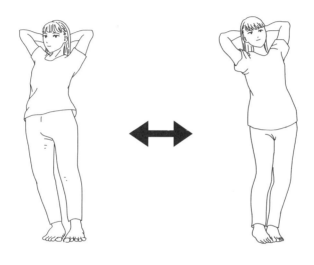

모관운동(毛管運動)

모세혈관을 흔들어 혈액순환을 촉진하는 운동이다. 자기 전에 매일 3분씩 하면 팔다리가 가벼워지고 숙면할 수 있다. 팔다리에 있는 모세혈관을 자극하는 운동으로 전신 기혈 순환에도 많은 도움이 된다. 부교감신경을 활성하고, 부종과 피로 제거, 수족냉증에도 탁월하다.

방법: 바닥에 등을 대고 바르게 눕는다. 팔다리를 위로 들어 올린 다음 두 손바닥은 마주 보게 하고, 손끝은 모은 채 편 상태로 발바닥은 천장을 향하게 한다. 손발에 힘을 풀고 1분 정도 최대한 크게 덜덜 떨어준 다음, 팔과 다리를 제자리에 내려놓고 30초 쉬었다가, 1분 동안 다시 흔들어 준다. 이 과정을 5회 반복한다. 역시 매일 꾸준히 하는 것이 중요하다.

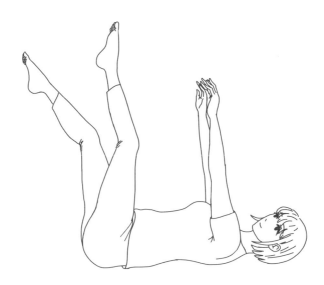

등구르기

등 구르기 동작은 척추신경과 같이 있는 교감신경에 골고루 자극을 주어 오장육부의 순환에 도움이 된다. 그뿐만 아니라 스트레스로 딱딱하게 굳어서 긴장된 척추종인대를 부드럽게 만들어 부교감신경이 활성화되도록 한다. 자율신경은 등, 특히 척추의 정렬을 따라 놓여있으므로 등 구르기를 통해 자극을 가함으로써 회복에 도움을 줄 수 있다.

방법: 바닥에 앉아 양발을 모으고 무릎을 굽혀서 세운 다음, 양손을 깍지 끼고 무릎 아래를 감싸주면서 턱은 아래로 당긴다. 등을 둥글게 유지하면서 뒤로 천천히 누웠다가 다시 앉기를 반복한다. 매일 3분~5분 정도 실시한다.

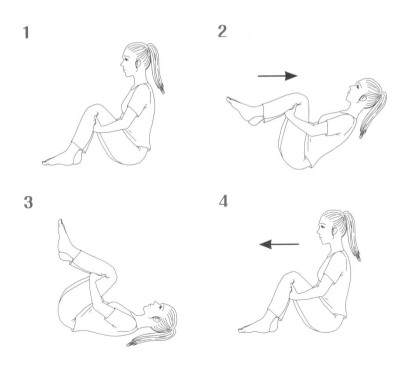

지압과 마사지

척추 주위 지압 또는 마사지

척추에는 교감신경계와 부교감신경계가 자리 잡고 있다. 또한 한의학적으로는 척추를 따라 오장육부의 배수혈(背輸穴: 폐, 심장, 위, 담, 신장, 대소장, 방광 등 장부의 기가 집중되어 있는 혈)이라는 중요한 경혈이 모여 있다. 이처럼 자율신경계와 배수혈이 위치한 척추 주위에 기혈 순행을 돕는 지압을 하거나, 마사지를 하게 되면 자율신경기능 회복에 도움을 줄 수 있다.

방법: 양쪽 엄지손가락을 척추 바로 양옆에 골이 있는 곳에 대고 천천히, 지그시 눌러가면서 맨 위에서부터 엉치뼈까지 지압한다. 또는 손바닥으로 둥글게 천천히 위에서 아래로 마사지한다.

흉쇄유돌근 마사지

좌우 귀 뒤쪽 유양돌기로부터 흉골과 쇄골에 연결된 2개의 근육을 부드럽게 풀어주는 마사지다. 스트레스가 많고, 긴장하거나 불안을 느낄수록 흉쇄유돌근이 딱딱해지고 짧아져 통증이 생긴다. 흉쇄유돌근을 부드럽게 풀어주듯 가볍게 마사지해주면 긴장이 풀어지고 표정근도 부드러워지며 부교감신경이 활성화된다.

방법: 타인의 도움이 필요한 마사지다. 먼저 마사지를 받는 사람이 천장을 보고 바로 누운 자세에서 고개만 옆으로 돌린다. 마사지하는 사람이 손바닥이나 손가락 끝마디로 흉쇄유돌근을 살살 돌리며 긴장을 풀어준다. 한쪽의 마사지가 끝나면 고개를 반대쪽으로 돌리게 한 다음 반대쪽 흉쇄유돌근도 풀어주도록 한다.

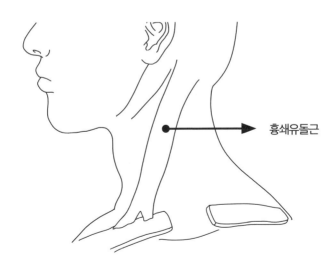

흉쇄유돌근

풍지견정 지압

풍지혈은 고개를 뒤로 젖혔을 때 목덜미와 뒷머리를 잇는 움푹한 자리에 있는 혈이다. 바람 풍(風), 연못 지(池), 즉 나쁜 바람이 연못처럼 가득 모인다는 뜻을 지녔는데, 주요 신경이 지나가는 통로에 자리 잡고 있어 긴장하거나 스트레스를 받으면 딱딱하게 굳는다.

견정혈은 목덜미 중앙선과 어깨 끝점의 중간 약간 튀어나온 곳에 있는 혈이다. 우리 몸을 흐르는 기운이 어깨(肩)에 우물(井)처럼 모인다는 뜻을 지녔으며, 교감신경이 항진되어 오래 긴장했을 때 딱딱하게 굳는다.

방법: 풍지혈에 양쪽 엄지손가락 끝을 대고 천천히 지긋이 10초간 눌렀다가 떼기를 5~6회 반복한다. 견정혈에 반대쪽 가운뎃손가락으로 지그시 10초간 눌렀다가 떼기를 좌우 5~6회 반복한다.

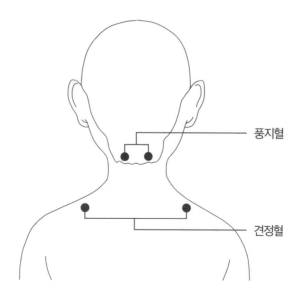

풍지혈

견정혈

림프 마사지

겨드랑이나 사타구니, 그리고 목 주위에 집중적으로 분포해 있는 림프는 여과 및 식균작용은 물론 림프구를 생산하고 항체를 형성하는 역할을 한다. 림프의 순환이 원활해야 노폐물 제거가 잘 이루어져 신진대사가 활발해지며, 면역력이 좋아지고 부교감신경이 활성화되기 쉽다. 매일 한 차례 실시해주는 것이 바람직하다.

방법: 팔에서 겨드랑이까지 가벼운 느낌으로 둥글게 내려가며 마사지한다. 이후 다리에서 서혜부 쪽으로 향해 다시 가벼운 느낌으로 둥글게 올라가며 마사지한다.

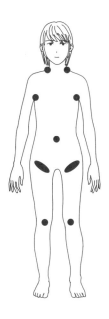

전신의 림프 위치들

눈 피로 풀어주기

눈의 피로를 풀어주며 편히 잠들 수 있도록 도움을 준다. 교감신경 또한 안정시켜준다.

방법: 손바닥에 열이 나도록 빠르게 비빈 다음, 손바닥을 눈두덩이에 갖다 대고 심호흡하기를 반복한다. 잠들기 전에 10회 정도 이 동작을 반복하면 숙면에도 도움이 된다.

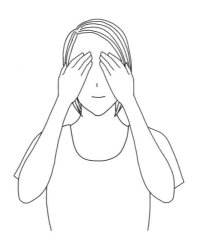

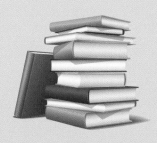

진성북스
도서목록

사람이 가진 무한한 잠재력을 키워가는 **진성북스**는
지혜로운 삶에 나침반이 되는 양서를 만듭니다.

앞서 가는 사람들의 두뇌 습관

스마트 싱킹

아트 마크먼 지음 | 박상진 옮김
352쪽 | 값 17,000원

숨어 있던 창의성의 비밀을 밝힌다!

인간의 마음이 어떻게 작동하는지 설명하고, 스마트해지는데 필요한 완벽한 종류의 연습을 하도록 도와준다. 고품질 지식의 습득과 문제 해결을 위해 생각의 원리를 제시하는 인지 심리학의 결정판이다! 고등학생이든, 과학자든, 미래의 비즈니스 리더든, 또는 회사의 CEO든 스마트 싱킹을 하고자 하는 누구에게나 이 책은 유용하리라 생각한다.

- 조선일보 등 주요 15개 언론사의 추천
- KBS TV, CBS방영 및 추천

나의 잠재력을 찾는 생각의 비밀코트

지혜의 심리학

김경일 지음
352쪽 | 값 16,500원

창의적으로 행복에 이르는 길!

인간의 타고난 심리적 특성을 이해하고, 생각을 현실에서 실행하도록 이끌어주는 동기에 대한 통찰을 통해 행복한 삶을 사는 지혜를 명쾌하게 설명한 책. 지혜의 심리학을 선택한 순간, 미래의 밝고 행복한 모습은 이미 우리 안에 다가와 가뿐히 자리잡고 있을 것이다. 수많은 자기계발서를 읽고도 성장의 목표를 이루지 못한 사람들의 필독서!

- OtvN <어쩌다 어른> 특강 출연
- KBS 1TV 아침마당<목요특강> "지혜의 심리학" 특강 출연
- YTN사이언스 <과학, 책을 만나다> "지혜의 심리학" 특강 출연
- 2014년 중국 수출 계약 | 포스코 CEO 추천 도서

세계 초일류 기업이 벤치마킹한
성공전략 5단계

승리의 경영전략

AG 래플리, 로저마틴 지음
김주권, 박광태, 박상진 옮김
352쪽 | 값 18,500원

전략경영의 살아있는 메뉴얼

가장 유명한 경영 사상가 두 사람이 전략이란 무엇을 위한 것이고, 어떻게 생각해야 하며, 왜 필요하고, 어떻게 실천해야 할지 구체적으로 설명한다. 이들은 100년 동안 세계 기업회생역사에서 가장 성공적이라고 평가받고 있을 뿐 아니라, 직접 성취한 P&G의 사례를 들어 전략의 핵심을 강조하고 있다.

- 경영대가 50인(Thinkers 50)이 선정한 2014 최고의 책
- 탁월한 경영자와 최고의 경영 사상가의 역작
- 월스트리스 저널 베스트 셀러

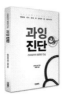

"이 검사를 꼭 받아야 합니까?"

과잉진단

길버트 웰치 지음 | 홍영준 옮김
391쪽 | 값 17,000원

병원에 가기 전 꼭 알아야 할 의학 지식!

과잉진단이라는 말은 아무도 원하지 않는다. 이는 걱정과 과잉진료의 전조일 뿐 개인에게 아무 혜택도 없다. 하버드대 출신 의사인 저자는, 의사들의 진단욕심에 비롯된 과잉진단의 문제점과 과잉진단의 합리적인 이유를 함께 제시함으로써 질병예방의 올바른 패러다임을 전해준다.

- 한국출판문화산업 진흥원 『이달의 책』 선정도서
- 조선일보, 중앙일보, 동아일보 등 주요 언론사 추천

새로운 시대는 逆(역)으로 시작하라!

콘트래리언

이신영 지음
408쪽 | 값 17,000원

위기극복의 핵심은 역발상에서 나온다!

세계적 거장들의 삶과 경영을 구체적이고 내밀하게 들여다본 저자는 그들의 성공핵심은 많은 사람들이 옳다고 추구하는 흐름에 '거꾸로' 갔다는 데 있음을 발견했다. 모두가 실패를 두려워할 때 도전할 줄 알았고, 모두가 아니라고 말하는 아이디어를 성공적인 아이디어로 발전시켰으며 최근 15년간 3대 악재라 불린 위기 속에서 기회를 찾고 성공을 거두었다.

- 한국출한문화산업 진흥원 '이달의 책' 선정도서
- KBS 1 라디오 <오한진 이정민의 황금사과> 방송

감동으로 가득한 스포츠 영웅의
휴먼 스토리

오픈

안드레 애거시 지음 | 김현정 옮김
614쪽 | 값 19,500원

시대의 이단아가 던지는 격정적 삶의 고백!

남자 선수로는 유일하게 골든 슬램을 달성한 안드레 애거시. 테니스 인생의 정상에 오르기까지와 파란만장한 삶의 여정이 서정적 언어로 독자의 마음을 자극한다. 최고의 스타 선수는 무엇으로, 어떻게, 그 자리에 오를 수 있었을까? 또 행복하지만 은 않았던 그의 테니스 인생 성장기를 통해 우리는 무엇을 배 울 수 있을까. 안드레 애거시의 가치관이 생각을 읽을 수 있다.

- 아마존 경영 & 리더십 트레이닝 분야 1위
- 미국, 일본, 중국 베스트 셀러
- 경영 명저 100권을 녹여 놓은 책

백 마디 불통의 말, 한 마디 소통의 말

당신은 어떤 말을 하고 있나요?

김종영 지음
248쪽 | 값 13,500원

리더십의 핵심은 소통능력이다. 소통을 체계적으로 연구하는 학문이 바로 수사학이다. 이 책은 우선 사람을 움직이는 힘, 수사학을 집중 조명한다. 그리고 소통의 능력을 필요로 하는 우리 사회의 리더들에게 꼭 필요한 수사적 리더십의 원리를 제공한다. 더 나아가서 수사학의 원리를 실제 생활에 어떻게 적용할 수 있는지 일러준다. 독자는 행복한 말하기와 아름다운 소통을 체험할 것이다.

● SK텔레콤 사보 <Inside M> 인터뷰
● MBC 라디오 <라디오 북 클럽> 출연
● 매일 경제, 이코노믹리뷰, 경향신문 소개
● 대통령 취임 2주년 기념식 특별연설

경쟁을 초월하여 영원한 승자로 가는 지름길

탁월한 전략이 미래를 창조한다

리치 호워드 지음 | 박상진 옮김
300쪽 | 값 17,000원

이 책은 혁신과 영감을 통해 자신들의 경험과 지식을 탁월한 전략으로 바꾸려는 리더들에게 실질적인 프레임워크를 제공해준다. 저자는 탁월한 전략을 위해서는 새로운 통찰을 결합하고 독자적인 경쟁 전략을 세우고 헌신을 이끌어내는 것이 중요하다고 강조한다. 나아가 연구 내용과 실제 사례, 사고 모델, 핵심 개념에 대한 명쾌한 설명을 통해 탁월한 전략가가 되는 데 필요한 핵심 스킬을 만드는 과정을 제시해준다.

● 조선비즈, 매경이코노미 추천도서
● 저자 전략분야 뉴욕타임스 베스트 셀러

진정한 부와 성공을 끌어당기는 단 하나의 마법

생각의 시크릿

밥 프록터, 그레그 레이드 지음 | 박상진 옮김
268쪽 | 값 13,800원

성공한 사람들은 그렇지 못한 사람들과 다른 생각을 갖고 있는 것인가? 지난 100년의 역사에서 수많은 사람을 성공으로 이끈 성공 철학의 정수를 밝힌다. <생각의 시크릿>은 지금까지 부자의 개념을 오늘에 맞게 더 구체화시켰다. 지금도 변하지 않는 법칙을 따라만 하면 누구든지 성공의 비밀에 다가갈 수 있다. 이 책은 각 분야에서 성공한 기업가들이 지난 100년간의 성공 철학을 어떻게 이해하고 따라했는지 살펴보면서, 그들의 성공 스토리를 생생하게 전달하고 있다.

● 2016년 자기계발분야 화제의 도서
● 매경이코노미, 이코노믹리뷰 소개

앞서 가는 사람들의 두뇌 습관

스마트 싱킹

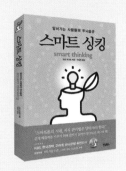

아트 마크먼 지음
박상진 옮김
352쪽 | 값 17,000원

보통 사람들은 지능이 높을수록 똑똑한 행동을 할 것이라 생각한다. 하지만 마크먼 교수는 연구를 통해 지능과 스마트한 행동의 상관관계가 그다지 크지 않음을 증명한다. 한 연구에서는 지능검사 결과, 높은 점수를 받은 아이들을 35년 동안 추적하여 결국 인생의 성공과 지능지수는 그다지 상관없다는 사실을 밝히기도 했다. 중요한 것은 스마트한 행동으로 이끄는 것은 바로 '생각의 습관'이라는 것이다. 스마트한 습관은 정보와 행동을 연결해 행동을 합리적으로 수행하도록 하는 일관된 변환(consistent mapping)으로 형성된다. 곧 스마트 싱킹은 실천을 통해 행동으로 익혀야 한다는 뜻이다. 스마트한 습관을 창조하여 고품질 지식을 습득하고, 그 지식을 활용하여 새로운 문제를 창의적으로 해결해야 스마트 싱킹이 가능한 것이다. 그러려면 끊임없이 '왜'라고 물어야 한다. '왜'라는 질문에서 우리가 얻을 수 있는 것은 사물의 원리를 설명하는 인과적 지식이기 때문이다. 스마트 싱킹에 필요한 고품질 지식은 바로 이 인과적 지식을 통해 습득할 수 있다. 이 책은 일반인이 고품질 지식을 얻어 스마트 싱킹을 할 수 있는 구체적인 방법을 담고 있다. 예를 들어 문제를 글로 설명하기, 자신에게 설명해 보기 등 문제해결 방법과 회사와 가정에서 스마트한 문화를 창조하기 위한 8가지 방법이 기술되어 있다.

● 조선일보 등 주요 15개 언론사의 추천
● KBS TV, CBS방영 및 추천

새로운 리더십을 위한 지혜의 심리학

이끌지 말고 따르게 하라

김경일 지음
328쪽 | 값 15,000원

이 책은 '훌륭한 리더', '존경받는 리더', '사랑받는 리더'가 되고
싶어하는 모든 사람들을 위한 책이다. 요즘 사회에서는 존경보
다 질책을 더 많이 받는 리더들의 모습을 쉽게 볼 수 있다. 저자
는 리더십의 원형이 되는 인지심리학을 바탕으로 바람직한 리
더의 모습을 하나씩 밝혀준다. 현재 리더의 위치에 있는 사람뿐
만 아니라, 앞으로 리더가 되기 위해 노력하고 있는 사람이라면
인지심리학의 새로운 접근에 공감하게 될 것이다. 존경받는 리
더로서 조직을 성공시키고, 나아가 자신의 삶에서도 승리하기를
원하는 사람들에게 필독을 권한다.

- OtvN <어쩌다 어른> 특강 출연
- 예스24 리더십 분야 베스트 셀러
- 국립중앙도서관 사서 추천 도서

비즈니스 성공의 불변법칙
경영의 멘탈모델을 배운다!

퍼스널 MBA

조쉬 카우프만 지음 | 이상호, 박상진 옮김
756쪽 | 값 23,500원

"MASTER THE ART OF BUSINESS"

비즈니스 스쿨에 발을 들여놓지 않고도 자신이 원하는 시간과 적
은 비용으로 비즈니스 지식을 획기적으로 높이는 방법을 가르쳐
주고 있다. 실제 비즈니스의 운영, 개인의 생산성 극대화, 그리고
성과를 높이는 스킬을 배울 수 있다. 이 책을 통해 경영학을 마스
터하고 상위 0.01%에 속하는 부자가 되는 길을 따라가 보자.

- 아마존 경영 & 리더십 트레이닝 분야 1위
- 미국, 일본, 중국 베스트 셀러
- 경영 명저 100권을 녹여 놓은 책

하버드 경영대학원 마이클 포터의 성공전략 지침서

당신의 경쟁전략은 무엇인가?

조안 마그레타 지음 | 김언수, 김주권, 박상진 옮김
368쪽 | 값 22,000원

이 책은 방대하고 주요한 마이클 포터의 이론과 생각을 한 권으로
정리했다. <하버드 비즈니스리뷰> 편집장 출신인 조안 마그레타
(Joan Magretta)는 마이클 포터와의 협력으로 포터교수의 아이디
어를 업데이트하고, 이론을 증명하기 위해 생생하고 명확한 사례
들을 알기 쉽게 설명한다. 전략경영과 경쟁전략의 핵심을 단기간
에 마스터하기 위한 사람들의 필독서이다.

- 전략의 대가, 마이클 포터 이론의 결정판
- 아마존 전략분야 베스트 셀러
- 일반인과 대학생을 위한 전략경영 필독서

성과기반의 채용과 구직을 위한 가이드

100% 성공하는 채용과 면접의 기술

루 아들러 지음 | 이병철 옮김
352쪽 | 값 16,000원

기업에서 좋은 인재란 어떤 사람인가? 많은 인사담당자는 스펙
만 보고 채용하다가는 낭패당하기 쉽다고 말한다. 최근 전문가
들은 성과기반채용 방식에서 그 해답을 찾는다. 이는 개인의 역
량을 기초로 직무에서 성과를 낼 수 있는 요인을 확인하고 검증
하는 면접이다. 이 책은 세계의 수많은 일류 기업에서 시도하고
있는 성과기반채용에 대한 개념, 프로세스, 그리고 실패방법을
다양한 사례로 설명하고 있다.

- 2016년 경제경영분야 화제의 도서

인생의 고수가 되기 위한 진짜 공부의 힘

김병완의 공부혁명

김병완 지음
236쪽 | 값 13,800원

공부는 20대에게 세상을 살아갈 수 있는 힘과 자신감 그리고 니
공을 길러준다. 그래서 20대 때 공부에 미쳐 본 경험이 있는 시
람과 그렇지 못한 사람은 알게 모르게 평생 큰 차이가 난다. 진
짜 청춘은 공부하는 청춘이다. 공부를 하지 않고 어떻게 100시
시대를 살아가고자 하는가? 공부는 인생의 예의이자 특권이다.
20대 공부는 자신의 내면을 발견할 수 있게 해주고, 그로 인하
진짜 인생을 살아갈 수 있게 해준다. 이 책에서 말하는 20대 청
춘이란 생물학적인 나이만을 의미하지 않는다. 60대라도 진짜
공부를 하고 있다면 여전히 20대 청춘이고 이들에게는 미래어
대한 확신과 풍요의 정신이 넘칠 것이다.

대담한 혁신상품은 어떻게 만들어지는가?

신제품 개발 바이블

로버트 쿠퍼 지음 | 류강석, 박상진, 신동영 옮김
648쪽 | 값 28,000원

오늘날 비즈니스 환경에서 진정한 혁신과 신제품개발은 중요한
도전과제이다. 하지만 대부분의 기업들에게 야심적인 혁신은 밀
이지 않는다. 이 책의 저자는 제품혁신의 핵심성공 요인이자 서
계최고의 제품개발 프로세스인 스테이지-게이트(Stage-Gate)에
대해 강조한다. 아울러 올바른 프로젝트 선택 방법과 스테이지
게이트 프로세스를 활용한 신제품개발 성공 방법에 대해서도 본
히고 있다. 신제품은 기업번영의 핵심이다. 이러한 방법을 배
고 기업의 실적과 시장 점유율을 높이는 대담한 혁신을 성취하
는 것은 담당자, 관리자, 경영자의 마지노선이다.

언제까지 질병으로 고통받을 것인가?

난치병 치유의 길

앤서니 윌리엄 지음 | 박용준 옮김
468쪽 | 값 22,000원

이 책은 현대의학으로는 치료가 불가능한 질병으로 고통 받는 수많은 사람들에게 새로운 치료법을 소개한다. 저자는 사람들이 무엇으로 고통 받고, 어떻게 그들의 건강을 관리할 수 있는지에 대한 영성의 목소리를 들었다. 현대 의학으로는 설명할 수 없는 질병이나 몸의 비정상적인 상태의 근본 원인을 밝혀주고 있다. 당신이 원인불명의 증상으로 고생하고 있다면 이 책은 필요한 해답을 제공해 줄 것이다.

● 아마존 건강분야 베스트 셀러 1위

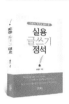

기초가 탄탄한 글의 힘

실용 글쓰기 정석

황성근 지음 | 252쪽 | 값 13,500원

글쓰기는 인간의 기본 능력이자 자신의 능력을 발휘하는 핵심적인 도구이다. 글은 이론만으로 잘 쓸 수 없다. 좋은 글을 많이 읽고 체계적인 연습이 필요하다. 이 책에서는 기본 원리와 구성, 나아가 활용 수준까지 글쓰기의 모든 것을 다루고 있다. 이 책은 지금까지 자주 언급되고 무조건적으로 수용되던 기존 글쓰기의 이론들을 아예 무시했다. 실제 글쓰기를 할 때 반드시 필요하고 알아두어야 하는 내용들만 담았다. 책의 내용도 외울 필요가 없고 소설 읽듯 하면 바로 이해되고 그 과정에서 원리를 터득할 수 있도록 심혈을 기울인 책이다. 글쓰기에 대한 깊은 고민에 빠진 채 그 방법을 찾지 못해 방황하고 있는 사람들에게 필독하길 권한다.

질병의 근본 원인을 밝히고 남다른 예방법을 제시한다

의사들의 120세
건강 비결은 따로 있다

마이클 그레거 지음 | 홍영준, 강태진 옮김
❶ 질병원인 치유편 | 564쪽 | 값 22,000원
❷ 질병예방 음식편 | 340쪽 | 값 15,000원

미국 최고의 영양 관련 웹사이트인 http://NutritionFacts.org를 운영 중인 세계적인 영양전문가이자 내과의사가 과학적인 증거로 치명적인 질병의 질병으로 사망하는 원인을 규명하고 병을 예방하고 치유하는 식습관에 대해 집대성한 책이다. 저자는 영양과 생활방식의 조정이 처방약, 항암제, 수술보다 더 효과적일 수 있다고 강조한다. 우수한 건강서로서 모든 가정의 구성원들이 함께 읽고 실천하면 좋은 '가정건강지킴이'로서 손색이 없다.

● 아마존 식품건강분야 1위　　● 출간 전 8개국 판권계약

세계 초일류 기업이 벤치마킹한
성공전략 5단계

승리의 경영전략

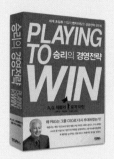

AG 래플리, 로저마틴 지음
김주권, 박광태, 박상진 옮김
352쪽 | 값 18,500원

이 책은 전략의 이론만을 장황하게 나열하지 않는다. 매일 치열한 생존경쟁이 벌어지고 있는 경영 현장에서 고객과 경쟁자를 분석하여 전략을 입안하고 실행을 주도하였던 저자들의 실제 경험과 전략 대가들의 이론이 책속에서 생생하게 살아 움직이고 있다. 혁신의 아이콘인 A.G 래플리는 P&G의 최고책임자로 다시 돌아왔다. 그는 이 책에서 P&G가 실행하고 승리했던 시장지배의 전략을 구체적으로 보여줄 것이다. 생활용품 전문기업인 P&G는 지난 176년간 끊임없이 혁신을 해왔다. 보통 혁신이라고 하면 전화기, TV, 컴퓨터 등 우리 생활에 커다란 변화를 가져오는 기술이나 발명품 등을 떠올리곤 하지만, 소소한 일상을 편리하게 만드는 것 역시 중요한 혁신 중에 하나라고 할 수 있다. 그리고 그러한 혁신은 체계적인 전략의 틀 안에서 지속적으로 이루어질 수 있다. 월 스트리트 저널, 워싱턴 포스트의 베스트셀러인 <Plating to Win: 승리의 경영전략>은 전략적 사고와 그 실천의 핵심을 담고 있다. 래플리는 10년간 CEO로서 전략 컨설턴트인 로저마틴과 함께 P&G를 매출 2배, 이익은 4배, 시장가치는 100조 이상으로 성장시켰다. 이 책은 크고 작은 모든 조직의 리더들에게 대담한 전략적 목표를 일상 속에서 실행하는 방법을 보여주고 있다. 그것은 바로 사업의 성공을 좌우하는 명확하고, 핵심적인 질문인 '어디에서 사업을 해야 하고', '어떻게 승리할 것인가'에 대한 해답을 찾는 것이다.

● 경영대가 50인(Thinkers 50)이 선정한 2014 최고의 책
● 탁월한 경영자와 최고의 경영 사상가의 역작
● 월스트리스 저널 베스트 셀러

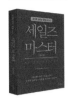

회사를 살리는 영업 AtoZ

세일즈 마스터

이장석 지음 | 396쪽 | 값 17,500원

영업은 모든 비즈니스의 꽃이다. 오늘날 경영학의 눈부신 발전과 성과에도 불구하고, 영업관리는 여전히 비과학적인 분야로 남아 있다. 영업이 한 개인의 개인기나 합법과 불법을 넘나드는 묘기의 수준에 남겨두는 한, 기업의 지속적 발전은 한계에 부딪히기 마련이다. 이제 편법이 아닌 정석에 관심을 쏟을 때다. 본질을 망각한 채 결과에 올인하는 영업직원과 눈앞의 성과만으로 모든 것을 평가하려는 기형적인 조직문화는 사라져야 한다. 이 책은 영업의 획기적인 리엔지니어링을 위한 AtoZ를 제시한다. 디지털과 인공지능 시대에 더 인정받는 영업직원과 리더를 위한 필살기다.

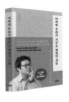

나와 당신을 되돌아보는, 지혜의 심리학

어쩌면 우리가
거꾸로 해왔던 것들

김경일 지음 | 272쪽 | 값 15,000원

저자는 이 책에서 수십 년 동안 심리학을 공부해오면서 사람들로부터 가장 많은 공감을 받은 필자의 말과 글을 모아 엮었다. 수많은 독자와 청중들이 '아! 맞아. 내가 그랬었지'라며 지지했던 내용들이다. 다양한 사람들이 공감한 내용들의 방점은 이렇다. 안타깝게도 세상을 살아가는 우리 대부분은 '거꾸로'하고 있는지도 모른다. 이 책은 지금까지 일상에서 거꾸로 해온 것을 반대로, 즉 우리가 '거꾸로 해왔던 수많은 말과 행동들'을 조금이라도 제자리로 되돌아보려는 노력의 산물이다. 이런 지혜를 터득하고 심리학을 생활 속에서 실천하길 바란다.

유능한 리더는 직원의 회복력부터 관리한다

스트레스 받지 않는
사람은 무엇이 다른가

**데릭 로저, 닉 페트리 지음
김주리 옮김 | 308쪽 | 값 15,000원**

이 책은 흔한 스트레스 관리에 관한 책이 아니다. 휴식을 취하는 방법에 관한 책도 아니다. 인생의 급류에 휩쓸리지 않고 어려움을 헤쳐 나갈 수 있는 능력인 회복력을 강화하여 삶을 주체적으로 사는 법에 관한 명저다. 엄청난 무게의 힘든 상황에서도 감정적 반응을 재설계하도록 하고, 스트레스 증가 외에는 아무런 도움이 되지 않는 자기 패배적 사고 방식을 깨는 방법을 제시한다. 깨어난 순간부터 자신의 태도를 재조정하는 데 도움이 되는 사례별 연구와 극복 기술을 소개한다.

기후의 역사와 인류의 생존

시그널

**벤저민 리버만, 엘리자베스 고든 지음
은종환 옮김 | 440쪽 | 값 18,500원**

이 책은 인류의 역사를 기후변화의 관점에서 풀어내고 있다. 인류의 발전과 기후의 상호작용을 흥미 있게 조명한다. 인류 문화의 탄생부터 현재에 이르기까지 역사의 중요한 지점을 기후의 망원경으로 관찰하고 해석한다. 당시의 기후조건이 필연적으로 만들어낸 여러 사회적인 변화를 파악한다. 결코 간단하지 않으면서도 흥미진진한, 그리고 현대인들이 심각하게 다뤄야 할 이 주제에 대해 탐구를 시작하고자 하는 독자에게 이 책이 좋은 길잡이가 되리라 기대해본다.

상위 7% 우등생 부부의 9가지 비결

사랑의 완성
결혼을 다시 생각하다

**그레고리 팝캑 지음
민지현 옮김 | 396쪽 | 값 16,500원**

결혼 상담 치료사인 저자는 특별한 부부들이 서로를 대하는 방식이 다른 모든 부부관계에도 도움이 된다고 알려준다. 그리고 성공적인 부부들의 삶과 그들의 행복비결을 밝힌다. 저자 자신의 결혼생활 이야기를 비롯해 상담치료 사례와 이에대한 분석, 자가진단용 설문, 훈련 과제 및 지침 등으로 구성되어 있다. 이 내용들은 오랜 결혼 관련 연구논문으로 지속적으로 뒷받침되고 있으며 효과가 입증된 것들이다. 이 책을 통해 독자들은 자신의 어떤 점이 결혼생활에 부정적으로 작용하며, 긍정적인 변화를 위해서는 어떤 노력을 해야 하는지 배울 수 있다.

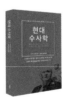

언어를 넘어 문화와 예술을 관통하는 수사학의 힘

현대 수사학

**요아힘 크나페 지음
김종영, 홍설영 옮김 | 480쪽 | 값 25,000원**

이 책의 목표는 인문학, 문화, 예술, 미디어 등 여러 분야에 수사학을 접목시킬 현대 수사학이론을 개발하는 것이다. 수사학은 본래 언어적 형태의 소통을 연구하는 학문이라서 기초이론의 발달도 이 점에 주력하였다. 그 결과 언어적 소통의 관점에서 수사학의 역사를 개관하고 정치 수사학을 다루는 서적은 꽤 많지만 수사학 이론을 현대적인 관점에서 새롭고 포괄적으로 다룬 연구는 눈에 띄지 않는다. 이 책은 수사학이 단순히 언어적 행동에만 국한하지 않고, '소통이 있는 모든 곳에 수사학도 있다'는 가정에서 출발한다. 이를 토대로 크나페 교수는 현대 수사학 이론을 체계적으로 개발하고, 문학, 음악, 이미지, 영화 등 실용적인 영역에서 수사학적 분석이 어떻게 가능한지를 총체적으로 보여준다.

고혈압, 당뇨, 고지혈증, 골관절염...
큰 병을 차단하는 의사의 특별한 건강관리법

몸의 경고

박제선 지음 | 336쪽 | 값 16,000원

현대의학은 이제 수명 연장을 넘어, 삶의 질도 함께 고려하는 상황으로 바뀌고 있다. 삶의 '길이'는 현대의료시스템에서 잘 챙겨주지만, '삶의 질'까지 보장받기에는 아직 갈 길이 멀다. 삶의 질을 높이려면 개인이 스스로 해야 할 일이 있다. 진료현장의 의사가 개인의 세세한 건강을 모두 신경 쓰기에는 여부족이다. 이 책은 아파서 병원을 찾기 전에 스스로 '예방'할 수 있는 영양요법과 식이요법에 초점을 맞추고 있다. 병원에 가기 두렵거나 귀찮은 사람, 이미 질환을 앓고 있지만 심각성을 깨닫지 못하는 사람들에게 가정의학과 전문의가 질병 예방 길잡이를 제공하는 좋은 책이다.

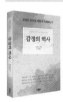

감정은 인간을 어떻게 지배하는가

감정의 역사

롭 보디스 지음 | 민지현 옮김 | 356쪽 |
값 16,500원

이 책은 몸짓이나 손짓과 같은 제스처, 즉 정서적이고 경험에 의해 말하지 않는 것들을 설득력 있게 설명한다. 우리가 느끼는 시간과 공간의 순간에 마음과 몸이 존재하는 역동적인 산물이라고 주장하면서, 생물학적, 인류학적, 사회 문화적 요소를 통합하는 진보적인 접근방식을 사용하여 전 세계의 정서적 만남과 개인 경험의 변화를 설명한다. 감정의 역사를 연구하는 최고 학자 중 한 명으로, 독자들은 정서적 삶에 대한 그의 서사적 탐구에 매혹당하고, 감동받을 것이다.

UN 선정, 미래 경영의 17가지 과제

지속가능발전목표란 무엇인가?

딜로이트 컨설팅 엮음 | 배정희, 최동건 옮김 |
360쪽 | 값 17,500원

지속가능발전목표(SDGs)는 세계 193개국으로 구성된 UN에서 2030년까지 달성해야 할 사회과제 해결을 목표로 설정됐으며, 2015년 채택 후 순식간에 전 세계로 퍼졌다. SDGs의 큰 특징 중 하나는 공공, 사회, 개인(기업)의 세 부문에 걸쳐 널리 파급되고 있다는 점이다. 그러나 SDGs가 세계를 향해 던지는 근본적인 질문에 대해서는 사실 충분한 이해와 침투가 이뤄지지 않고 있다. SDGs는 단순한 외부 규범이 아니다. 단순한 자본시장의 요구도 아니다. 단지 신규사업이나 혁신의 한 종류도 아니다. SDGs는 과거 수십 년에 걸쳐 글로벌 자본주의 속에서 면면이 구축되어온 현대 기업경영 모델의 근간을 뒤흔드는 변화(진화)에 대한 요구다. 이러한 경영 모델의 진화가 바로 이 책의 주요 테마다.

"비즈니스의 성공을 위해 꼭 알아야하는 경영의 핵심지식"
퍼스널 MBA

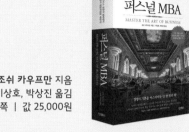

조쉬 카우프만 지음
이상호, 박상진 옮김
756쪽 | 값 25,000원

지속가능한 성공적인 사업은 경영의 어느 한 부분의 탁월성만으로는 불충분하다. 이는 가치창조, 마케팅, 영업, 유통, 재무회계, 인간의 이해, 인적자원 관리, 전략을 포함한 경영관리 시스템 등 모든 부분의 지식과 경험 그리고 통찰력이 갖추어 질 때 가능한 일이다. 그렇다고 그 방대한 경영학을 모두 섭렵할 필요는 없다고 이 책의 저자는 강조한다. 단지 각각의 경영원리를 구성하고 있는 멘탈 모델(Mental Model)을 제대로 익힘으로써 가능하다.

세계 최고의 부자인 빌게이츠, 워런버핏과 그의 동업자 찰리 멍거(Charles T. Munger)를 비롯한 많은 기업가들이 이 멘탈모델을 통해서 비즈니스를 시작하고, 또 큰 성공을 거두었다. 이 책에서 제시하는 경영의 핵심개념 248가지를 통해 독자들은 경영의 멘탈모델을 습득하게 된다.

필자는 지난 5년간 수천 권이 넘는 경영 서적을 읽었다. 수백 명의 경영 전문가를 인터뷰하고, 포춘지 선정 세계 500대 기업에서 일을 했으며, 사업도 시작했다. 그 과정에서 배우고 경험한 지식들을 모으고, 정제하고, 잘 다듬어서 몇 가지 개념으로 정리하게 되었다. 이들 경영의 기본 원리를 이해한다면, 현명한 의사결정을 내리는 데 유익하고 신뢰할 수 있는 도구를 얻게 된다. 이러한 개념들의 학습에 시간과 노력을 투자해 마침내 그 지식을 활용할 수 있게 된다면, 독자는 어렵지 않게 전 세계 인구의 상위 1% 안에 드는 탁월한 사람이 된다. 이 책의 주요내용은 다음과 같다.

- 실제로 사업을 운영하는 방법
- 효과적으로 창업하는 방법
- 기존에 하고 있던 사업을 더 잘 되게 하는 방법
- 경영 기술을 활용해 개인적 목표를 달성하는 방법
- 조직을 체계적으로 관리하여 성과를 내는 방법

노자, 궁극의 리더십을 말하다

2020 대한민국을 통합 시킬 주역은 누구인가?

안성재 지음 | 524쪽 | 값 19,500원

노자는 "나라를 다스리는 것은 간단하고도 온전한 원칙이어야 지, 자꾸 복잡하게 그 원칙들을 세분해서 강화하면 안된다!"라 고 일갈한다. 법과 제도를 세분해서 강화하지 않고 원칙만으로 다스리는 것이 바로 대동사회다. 원칙을 수많은 항목으로 세분 해서 통제한 것은 소강사회의 모태가 되므로 경계하지 않으면 안된다. 이 책은 [도덕경]의 오해와 진실 그 모든 것을 이야기 한다. 동서고금을 아우르는 지혜가 살아넘친다. [도덕경] 한 권 이면 국가를 경영하는 정치지도자에서 기업을 경영하는 관리 자까지 리더십의 본질을 꿰뚫 수 있을 것이다.

나의 경력을 빛나게 하는 인지심리학

커리어 하이어

아트 마크먼 지음 | 박상진 옮김 | 340쪽 | 값 17,000원

이 책은 세계 최초로 인지과학 연구 결과를 곳곳에 배치해 '취 업-업무 성과-이직'으로 이어지는 경력 경로 전 과정을 새로 운 시각에서 조명했다. 또한, 저자인 아트 마크먼 교수가 미 국 텍사스 주립대의 '조직의 인재 육성(HDO)'이라는 석사학 위 프로그램을 직접 개설하고 책임자까지 맡으면서 '경력 관 리'에 대한 이론과 실무를 직접 익혔다. 따라서 탄탄한 이론 과 직장에서 바로 적용할 수 있는 실용성까지 갖추고 있다. 특히 2부에서 소개하는 성공적인 직장생활의 4가지 방법들 은 이 책의 백미라고 볼 수 있다.

한국기업, 글로벌 최강 만들기 프로젝트 1

넥스트 이노베이션

김언수, 김봉선, 조준호 지음 | 396쪽 | 값 18,000원

넥스트 이노베이션은 혁신의 본질, 혁신의 유형, 각종 혁신의 사 례들, 다양한 혁신을 일으키기 위한 약간의 방법론들, 혁신을 위 한 조직 환경과 디자인, 혁신과 관련해 개인이 할 수 있는 것들, 향후의 혁신 방향 및 그와 관련된 정부의 정책의 역할까지 폭넓 게 논의한다. 이 책을 통해 조직 내에서 혁신에 관한 공통의 언어 를 생성하고, 새로운 혁신 프로젝트에 맞는 구체적인 도구와 프로 세스를 활용하는 방법을 개발하기 바란다. 나아가 여러 혁신 성공 및 실패 사례를 통해 다양하고 창의적인 혁신 아이디어를 얻고 실행에 옮긴다면 분명 좋은 성과를 얻을 수 있으리라 믿는다.

하버드 경영 대학원 마이클 포터의 성공전략 지침서

당신의 경쟁전략은 무엇인가?

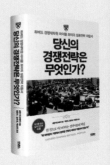

조안 마그레타 지음
김언수, 김주권, 박상진 옮김
368쪽 | 값 22,000원

마이클 포터(Michael E. Porter)는 전략경영 분야의 세계 최고 권위자다. 개별 기업, 산업구조, 국가를 아우르는 연 구를 전개해 지금까지 17권의 저서와 125편 이상의 논문 을 발표했다. 저서 중 『경쟁전략(Competitive Strategy)』 (1980), 『경쟁우위(Competitive Advantage)』(1985), 『국 가경쟁우위(The Competitive Advantage of Nations)』 (1990) 3부작은 '경영전략의 바이블이자 마스터피스'로 공인받고 있다. 경쟁우위, 산업구조 분석, 5가지 경쟁요인, 본원적 전략, 차별화, 전략적 포지셔닝, 가치사슬, 국가경 쟁력 등의 화두는 전략 분야를 넘어 경영학 전반에 새로운 지평을 열었고, 사실상 세계 모든 경영 대학원에서 핵심적 인 교과목으로 다루고 있다. 이 책은 방대하고 주요한 마 이클 포터의 이론과 생각을 한 권으로 정리했다. <하버드 비즈니스리뷰> 편집장 출신인 저자는 폭넓은 경험을 바탕 으로 포터 교수의 강력한 통찰력을 경영일선에 효과적으 로 적용할 수 있도록 설명한다. 즉, "경쟁은 최고가 아닌 유 일무이한 존재가 되고자 하는 것이고, 경쟁자들 간의 싸움 이 아니라, 자사의 장기적 투하자본이익률(ROIC)을 높이 는 것이다." 등 일반인들이 잘못 이해하고 있는 포터의 이 론들을 명백히 한다. 전략경영과 경쟁전략의 핵심을 단기 간에 마스터하여 전략의 전문가로 발돋음 하고자 하는 대 학생은 물론 전략에 관심이 있는 MBA과정의 학생들을 위 한 필독서이다. 나아가 미래의 사업을 주도하여 지속적 성 공을 꿈꾸는 기업의 관리자에게는 승리에 대한 영감을 제 공해 줄 것이다.

● 전략의 대가, 마이클 포터 이론의 결정판
● 아마존전략 분야 베스트 셀러
● 일반인과 대학생을 위한 전략경영 필독서

포스트 코로나 시대의 행복

적정한 삶

김경일 지음 | 360쪽 | 값 16,500원

우리의 삶은 앞으로 어떤 방향으로 나아가게 될까? 인지심리학
자인 저자는 이번 팬데믹 사태를 접하면서 수없이 받아온 질문
에 대한 답을 이번 저서를 통해 말하고 있다. 앞으로 인류는 '극
대화된 삶'에서 '적정한 삶'으로 갈 것이라고. 낙관적인 예측이
아닌 엄숙한 선언이다. 행복의 척도가 바뀔 것이며 개인의 개
성이 존중되는 시대가 온다. 타인이 이야기하는 'want'가 아니
라 내가 진짜 좋아하는 'like'를 발견하며 만족감이 스마트해지
는 사회가 다가온다. 인간의 수명은 길어졌고 적정한 만족감을
느끼지 못하는 인간은 결국 길 잃은 삶을 살게 될 것이라고 말
이다.

생명과 건강에 대한 특별한 이야기

호흡

에드거 윌리엄스 지음 | 황선영 옮김 | 396쪽
값 22,000원

『호흡』은 영적인 힘을 숭배한 고대 시대부터 미아즈마와 같이 미
심 쩍은 이론과 기괴한 장치, 뿌연 매연으로 가득한 중세와 근대
를 넘어, 첨단을 달리는 각종 호흡보조장치와 현대사회를 덮친 무
시무시한 전염병과 불가분의 관계를 설명한다. 나아가 오늘날 심
신의 활력을 불어넣는 독특한 호흡법까지, 인간의 '숨'과 관련된
거의 모든 것을 다루었다.

정신과 의사가 알려주는 감정 컨트롤술

마음을 치유하는
7가지 비결

가바사와 시온 지음 | 송소정 옮김 | 268쪽
값 15,000원

일본의 저명한 정신과 의사이자 베스트셀러 작가, 유튜브 채
널 구독자 35만 명을 거느린 유명 유튜버이기도 한 가바사와
시온이 소개하는, 환자와 가족, 간병인을 위한 '병을 낫게 하
는 감정 처방전'이다. 이 책에서 저자는 정신의학, 심리학, 뇌
과학 등 여러 의학 분야를 망라하여 긍정적인 감정에는 치유
의 힘이 있음을 설득력 있게 제시한다.

"질병의 근본 원인을 밝히고
남다른 예방법을 제시한다"

의사들의 120세
건강비결은 따로 있다

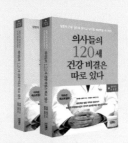

마이클 그레거 지음
홍영준, 강태진 옮김
❶ 질병원인 치유편 값 22,000원 | 564쪽
❷ 질병예방 음식편 값 15,000원 | 340쪽

우리가 미처 몰랐던 질병의 원인과 해법
질병의 근본 원인을 밝히고 남다른 예방법을 제시한다

건강을 잃으면 모든 것을 잃는다. 의료 과학의 발달로 조
만간 120세 시대도 멀지 않았다. 하지만 우리의 미래는
'얼마나 오래 살 것인가?'보다는 '얼마나 건강하게 오래 살
것인가?'를 고민해야하는 시점이다. 이 책은 질병과 관련
된 주요 사망 원인에 대한 과학적 인과관계를 밝히고, 생
명에 치명적인 병을 예방하고 건강을 회복시킬 수 있는 방
법을 명쾌하게 제시한다. 수천 편의 연구결과에서 얻은 적
절한 영양학적 식이요법을 통하여 건강을 획기적으로 증
진시킬 수 있는 과학적 증거를 밝히고 있다. 15가지 주요
조기 사망 원인들(심장병, 암, 당뇨병, 고혈압, 뇌질환 등
등)은 매년 미국에서만 1백 6십만 명의 생명을 앗아간다.
이는 우리나라에서도 주요 사망원인이다. 이러한 비극의
상황에 동참할 필요는 없다. 강력한 과학적 증거가 뒷받침
된 그레거 박사의 조언으로 치명적 질병의 원인을 정확히
파악하라. 그리고 장기간 효과적인 음식으로 위험인자를
적절히 예방하라. 그러면 비록 유전적인 단명요인이 있다
해도 이를 극복하고 장기간 건강한 삶을 영위할 수 있다.
이제 인간의 생명은 운명이 아니라, 우리의 선택에 달려있
다. 기존의 건강서와는 차원이 다른 이 책을 통해서 '더 건
강하게, 더 오래 사는' 무병장수의 시대를 활짝 열고, 행복
한 미래의 길로 나아갈 수 있을 것이다.

● 아마존 의료건강분야 1위
● 출간 전 8개국 판권계약

사단법인 건강인문학포럼

1. 취지

세상이 빠르게 변화하고 있습니다. 눈부신 기술의 진보 특히, 인공지능, 빅데이터, 메타버스 그리고 유전의학과 정밀의료의 발전은 인류를 지금까지 없었던 새로운 세상으로 안내하고 있습니다. 앞으로 산업과 직업, 하는 일과 건강관리의 변혁은 피할 수 없는 상황으로 다가오고 있습니다.

이러한 변화에 따라 〈사단법인〉 건강인문학포럼은 '건강은 건강할 때 지키자'라는 취지에서 신체적 건강, 정신적 건강, 사회적 건강이 조화를 이루는 "건강한 삶"을 찾는데 의의를 두고 있습니다. 100세 시대를 넘어서서 인간의 한계수명이 120세로 늘어난 지금, 급격한 고령인구의 증가는 저출산과 연관되어 국가 의료재정에 큰 부담이 되리라 예측됩니다. 따라서 개인 각자가 자신의 건강을 지키는 것 자체가 사회와 국가에 커다란 기여를 하는 시대가 다가오고 있습니다.

누구나 겪게 마련인 '제 2의 삶'을 주체적으로 살며, 건강한 삶의 지혜를 함께 모색하기 위해 사단법인 건강인문학포럼은 2018년 1월 정식으로 출범했습니다. 우리의 목표는 분명합니다. 스스로 자신의 건강을 지키면서 능동적인 사회활동의 기간을 충분히 연장하여 행복한 삶을 실현하는 것입니다. 전문가로부터 최신의학의 과학적 내용을 배우고, 5년 동안 불멸의 동서양 고전 100권을 함께 읽으며 '건강한 마음'을 위한 인문학적 소양을 넓혀 삶의 의미를 찾아볼 것입니다. 의학과 인문학 그리고 경영학의 조화를 통해 건강한 인간으로 사회에 선한 영향력을 발휘하고, 각자가 주체적인 삶을 살기 위한 지혜를 모색해 가고자 합니다.

건강과 인문학을 위한 실천의 장에 여러분을 초대합니다.

2. 비전, 목적, 방법

| 비 전

장수시대에 "건강한 삶"을 위해 신체적, 정신적, 사회적 건강을 돌보고, 함께 잘 사는 행복한 사회를 만드는 데 필요한 덕목을 솔선수범하면서 존재의 의미를 찾는다.

| 목 적

우리는 5년간 100권의 불멸의 고전을 읽고 자신의 삶을 반추하며, 중년 이후의 미래를 새롭게 설계해 보는 "자기인생론"을 각자 책으로 발간하여 유산으로 남긴다.

| 방 법

매월 2회 모임에서 인문학 책 읽기와 토론 그리고 특강에 참여한다. 아울러서 의학 전문가의 강의를 통해서 질병예방과 과학적인 건강 관리 지식을 얻고 실천해 간다.

3. 2022년 프로그램 일정표

- 프로그램 및 일정 -

월	선정도서	건강(의학)특강	일정
1월	변신 이야기 / 오비디우스	전염병의 실체와 예방	1/12, 1/26
2월	혁명의 시대 / 에릭 홉스봄	심장병 예방	2/9, 2/23
3월	부분과 전체 / 베르너 카를 하이젠베르크	뇌질환의 예방	3/16, 3/30
4월	중용 / 주희	소화기 질환의 예방	4/13, 4/27
5월	생각의 탄생 / 로버트 루트번스타인	혈액검사와 진단	5/11, 5/25
6월	안나 카레리나 / 레프 톨스토이	암의 원인과 예방	6/8, 6/22
7월	미술관 옆 인문학 / 박홍순	노화와 건강 장수법	7/6, 7/20
8월	정의론 / 존 롤스	부인과 질환의 예방	8/10, 8/24
9월	파우스트 박사 / 토마스 만	생활습관병의 실체	9/7, 9/21
10월	존재와 시간 / 마르틴 하이데거	올바른 운동법	10/5, 10/19
11월	태양은 다시 떠오른다 / 어니스트 헤밍웨이	미래의학과 건강관리	11/9, 11/23
12월	행복의 역사 / 미셸 포쉐	건강한 삶을 위한 인문학 콘서트	12/7, 12/21

프로그램 자문위원	▶ 인 문 학 : 김성수 교수, 김종영 교수, 박성창 교수, 이재원 교수, 조현설 교수 ▶ 건강(의학) : 김선희 교수, 김명천 교수, 이은희 원장, 박정배 원장, 정이안 원장 ▶ 경 영 학 : 김동원 교수, 정재호 교수, 김신섭 대표, 전이현 대표, 남석우 회장

4. 독서회원 모집 안내

┃ 운 영 : 매월 둘째 주, 넷째 주 수요일 월 2회 비영리로 운영됩니다.
　　　　1. 매월 함께 읽은 책에 대해 발제와 토론을 하고, 전문가 특강으로 완성함.
　　　　2. 건강(의학) 프로그램은 매 월 1회 전문가(의사) 특강 매년 2회.
　　　　　 인문학 기행 진행과 등산 등 운동 프로그램도 진행함.
┃ 회 비 : 오프라인 회원(6개월 30만원 또는 12개월 50만원), 온라인 회원(6개월 15만원 또는 12개월 20만원)
┃ 일 시 : 매월 2, 4주 수요일(18:00~22:00)
┃ 장 소 : 서울시 강남구 테헤란로514 삼흥빌딩2빌딩 8층

┃ 문 의 : 기업체 단체 회원(온라인) 독서 프로그램은 별도로 운영합니다(문의 요망)
02-3452-7761 / 010-2504-2926 / www.120hnh.co.kr

"책읽기는 충실한 인간을 만들고, 글쓰기는 정확한 인간을 만든다."
프랜시스 베이컨(영국의 경험론 철학자, 1561~1626)

기업체 교육안내 <탁월한 전략의 개발과 실행>

월스트리트 저널(WSJ)이 포춘 500대 기업의 인사 책임자를 조사한 바에 따르면, 관리자에게 가장 중요한 자질은 <전략적 사고>로 밝혀졌다. 750개의 부도기업을 조사한 결과 50%의 기업이 전략적 사고의 부재에서 실패의 원인을 찾을 수 있었다. 시간, 인력, 자본, 기술을 효과적으로 사용하고 이윤과 생산성을 최대로 올리는 방법이자 기업의 미래를 체계적으로 예측하는 수단은 바로 '전략적 사고'에서 시작된다.

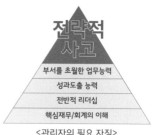

전략적 사고
부서를 초월한 업무능력
성과도출 능력
전반적 리더십
핵심재무/회계의 이해

<관리자의 필요 자질>

새로운 시대는 새로운 전략!

- 세계적인 저성장과 치열한 경쟁은 많은 기업들을 어려운 상황으로 내몰고 있다. 산업의 구조적 변화와 급변하는 고객의 취향은 경쟁우위의 지속성을 어렵게 한다. 조직의 리더들에게 사업적 혜안(Acumen)과 지속적 혁신의지가 그 어느 때보다도 필요한 시점이다.

- 핵심기술의 모방과 기업 가치사슬 과정의 효율성으로 달성해온 품질대비 가격경쟁력이 후발국에게 잠식당할 위기에 처해있다. 산업구조 조정만으로는 불충분하다. 새로운 방향의 모색이 필요할 때이다.

- 기업의 미래는 전략이 좌우한다. 장기적인 목적을 명확히 설정하고 외부환경과 기술변화를 면밀히 분석하여 필요한 역량과 능력을 개발해야 한다. 탁월한 전략의 입안과 실천으로 차별화를 통한 지속가능한 경쟁우위를 확보해야 한다. 전략적 리더십은 기업의 잠재력을 효과적으로 이끌어 낸다.

<탁월한 전략> 교육의 기대효과

① 통합적 전략교육을 통해서 직원들의 주인의식과 몰입의 수준을 높여 생산성의 상승을 가져올 수 있다.

② 기업의 비전과 개인의 목적을 일치시켜 열정적으로 도전하는 기업문화로 성취동기를 극대화할 수 있다.

③ 차별화로 추가적인 고객가치를 창출하여 장기적인 경쟁우위를 바탕으로 지속적 성공을 가져올 수 있다.

- 이미 발행된 관련서적을 바탕으로 <탁월한 전략>의 필수적인 3가지 핵심 분야(전략적 사고, 전략의 구축과 실행, 전략적 리더십)를 통합적으로 마스터하는 프로그램이다.

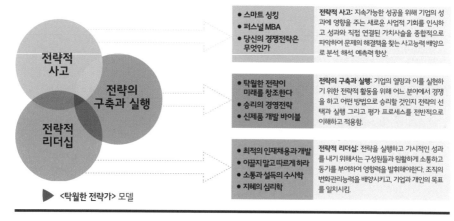

- 스마트 싱킹
- 퍼스널 MBA
- 당신의 경쟁전략은 무엇인가

전략적 사고: 지속가능한 성공을 위해 기업의 성과에 영향을 주는 새로운 사업적 기회를 인식하고 성과와 직접 연결된 가치사슬을 종합적으로 파악하여 문제의 해결책을 찾는 사고능력 배양으로 분석, 해석, 예측력 향상.

- 탁월한 전략이 미래를 창조한다
- 승리의 경영전략
- 신제품 개발 바이블

전략의 구축과 실행: 기업의 열망과 이를 실현하기 위한 전략적 활동을 위해 어느 분야에서 경쟁을 하고 어떤 방법으로 승리할 것인지 전략의 선택과 실행 그리고 평가 프로세스를 전반적으로 이해하고 적용함.

- 최적의 인재채용과 개발
- 이끌지 말고 따르게 하라
- 소통과 설득의 수사학
- 지혜의 심리학

전략적 리더십: 전략을 실행하고 가시적인 성과를 내기 위해서는 구성원들과 원활하게 소통하고 동기를 부여하여 영향력을 발휘해야한다. 조직의 변화관리능력을 배양시키고, 기업과 개인의 목표를 일치시킴.

▶ <탁월한 전략가> 모델

특강 및 교육 신청 문의: 진성북스, 02-3452-7761